AF537942

TRAUMAFOLGESTÖRUNGEN – VORBEUGEN, BEHANDELN UND REHABILITIEREN

Herausgegeben von Robert Bering und Christiane Eichenberg

Hochwasser, Corona, häusliche Gewalt, Amokläufe – psychische Beeinträchtigungen als Folge von Gewalt, Unfällen oder Naturkatastrophen finden in der Öffentlichkeit und in Fachkreisen zunehmend Aufmerksamkeit und stellen Psychotherapeutinnen und sozialpädagogische Helfer vor besondere Herausforderungen. Die psychosoziale Versorgung nach potenziell traumatisierenden Erfahrungen reicht von der Psychosozialen Akuthilfe über eine Psychotherapie bis zur Rehabilitation am Ende einer Versorgungskette.

Die einzelnen Bände der Reihe informieren über die Methoden der psychosozialen Versorgung für einzelne Risikogruppen, die Möglichkeiten der Prävention von Belastungsstörungen und innovative Wege der Beratung und Behandlung bei unterschiedlichen Traumata und Verlaufstypen.

Die HerausgeberInnen:
Robert Bering, Prof. Dr., war Mitgründer und zuletzt Chefarzt des Zentrums für Psychotraumatologie/Klinik für psychosomatische Medizin der Alexianer Krefeld GmbH. Heute lehrt er an der Universität zu Köln und ist leitender Arzt der Regionspsychiatrie Mitte-West in Dänemark.

Christiane Eichenberg, Prof. Dr., ist Leiterin des Instituts für Psychosomatik der Sigmund Freud PrivatUniversität Wien, Fakultät für Medizin.

Die Einzelbände behandeln folgende Themen:

1. Band: Trauma und moralische Konflikte
2. Band: Kompendium Komplexe Psychotraumafolgen (Herbst 2022)
3. Band: Trauma und digitale Medien – Therapeutische Möglichkeiten und Gefahren (Frühjahr 2023)
4. Band: Krisenintervention und Akuttherapie (Frühjahr 2023)
5. Band: Trauma und Gegenübertragung (Herbst 2023)

Weitere Bände in Vorbereitung

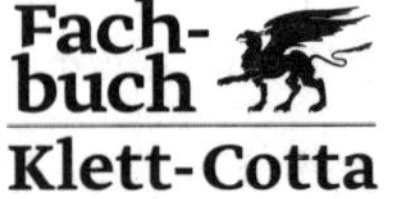
Fach-
buch
Klett-Cotta

Peter Zimmermann

Trauma und moralische Konflikte

Einführung und Manual für die präventive und therapeutische Arbeit mit Einsatzkräften

Unter Mitarbeit von Christian Fischer und Thomas Thiel

Klett-Cotta

Die digitalen Zusatzmaterialien haben wir zum Download auf www.klett-cotta.de bereitgestellt. Geben Sie im Suchfeld auf unserer Homepage den folgenden Such-Code ein: **OM96475**

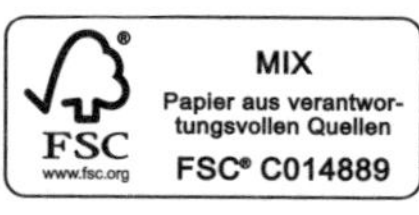

Klett-Cotta
www.klett-cotta.de

Cover: Bettina Herrmann, Stuttgart,
unter Verwendung einer Abbildung von Adobe Stock/Thomas Söllner
Gesetzt von Eberl & Koesel Studio, Altusried-Krugzell
Gedruckt und gebunden von Friedrich Pustet GmbH & Co. KG, Regensburg
ISBN 978-3-608-96475-2
E-Book ISBN 978-3-608-11890-2
PDF-E-Book ISBN 978-3-608-20575-6

Bibliografische Information der Deutschen Nationalbibliothek
Die Deutsche Nationalbibliothek verzeichnet diese Publikation in der Deutschen Nationalbibliografie; detaillierte bibliografische Daten sind im Internet über http://dnb.d-nb.de abrufbar.

Gewidmet allen Menschen, die in Einsatzdiensten tätig sind – mit dem uneingeschränkten Respekt, den sie verdienen.

Inhalt

Geleitwort der Reihenherausgeber 11

Dank 13

Trauma und Moral – eine Einführung 14

1 Trauma und Traumafolgestörungen 17

1.1 Grundlagen und Prävention 17

1.1.1 Pathogenese und Verlaufstypen 17

1.1.2 Gesprächsführung und Diagnosestellung bei posttraumatischen Erkrankungen 20

1.1.3 Epidemiologie posttraumatischer psychischer Erkrankungen 23

1.1.4 Prävention von Traumafolgestörungen 23

1.1.5 Psychische Traumafolgestörungen 25

1.2 Behandlung und Begutachtung 30

1.2.1 Behandlung posttraumatischer Belastungsstörungen 30

1.2.2 Rehabilitation bei Traumafolgestörungen 38

1.2.3 Begutachtung von Traumafolgestörungen 39

2 Bedeutung moralischer Konflikte in der Psychotraumatologie 41

2.1 Grundlagen und Prävention 41

2.1.1 Begriffe und Modelle 41

2.1.2 Bedeutung moralbezogener Ansätze in der Psychotherapie 44

2.1.3 Moralbasierte Theorie- und Therapiekonzepte 45

2.1.4 Definition und allgemeine Bedeutung von Wertorientierungen 46

2.1.5 Moralische Verletzungen (Moral Injury) 51

2.1.6 Pathogenese moralischer Verletzungen 52

2.1.7 Soziale und physiologische Bedeutung von Wertorientierungen und moralischen Konflikten 62
2.1.8 Moralische Verletzungen in verschiedenen Berufsfeldern von Einsatzkräften 63
2.1.9 Prävention moralischer Verletzungen bei Einsatzkräften 66
2.1.10 Trauma- und moralbezogene Selbstfürsorge bei professionellen Helfern 73
2.2 Behandlung moralischer Konflikte 74
2.2.1 Allgemeine Grundsätze 74
2.2.2 Spezielle Therapieformen: Adaptive-Disclosure-Therapie 81
2.2.3 Spezielle Therapieformen: Akzeptanz- und Commitment-Therapie (ACT) 84
2.2.4 Spezielle Therapieformen: Imagery Rescripting and Reprocessing Therapy (IRRT) 88
2.2.5 Spezielle Therapieformen: Weisheitstherapie 90
2.2.6 Spezielle Therapieformen: Spirituelle Begleitung 93

3 Moralische Verletzungen und Wertorientierungen – eine theologische Perspektive 98
3.1 Über die Möglichkeit moralischer Veränderungen – Biblische Ressourcen 99
3.1.1 Zugänge 100
3.1.2 Lot und seine Familie 104
3.1.3 »Ich bin gekommen, um das Gesetz und die Propheten zu erfüllen« (Matthäus 5,17) 110
3.1.4 Perspektiven 115
3.2 Militärseelsorge als Partnerin im psychosozialen Netzwerk 117
3.2.1 Allgemeines 118
3.2.2 Arbeitsfeld Seelsorge für unter Einsatz- und Dienstfolgen leidende Menschen (ASEM) 119

4 Schulungsmanual für die Primär- und Sekundärprävention einsatzbezogener moralischer Konflikte 127
Hinweise zur Anwendung 127
4.1 Allgemeine Stressprävention 130
4.1.1 Psychoedukation 130
4.1.2 Aktivierung von Ressourcen 132
4.1.3 Umgang mit unterstützenden Medien 134
4.1.4 Früherkennung krankheitswertiger Entwicklungen 134
4.2 Werte- und moralspezifische Prävention 137
4.2.1 Psychoedukation: Definition und Bedeutung von Wertorientierungen 137
4.2.2 Prävention durch Stärkung persönlicher Wertorientierungen 140
4.2.3 Wertebezogene Sekundärprävention nach Einsätzen 143
4.2.4 Psychoedukation: Definition und Bedeutung von moralischen Verletzungen 146
4.2.5 Prävention moralischer Verletzungen durch Verbesserung der moralischen Urteilsfähigkeit 148
4.2.6 Moralbezogene Sekundärprävention nach Einsätzen: Umgang mit moralischen Verletzungen 150
4.3 Abschluss der Schulung 165

5 Manual zum therapeutischen Umgang mit moralischen Konflikten 166
5.1 Einführung 166
5.1.1 Überblick und Ziele 166
5.1.2 Indikationen 169
5.1.3 Durchführung und Ablauf 169
5.1.4 Therapeutischer Rahmen 170
5.1.5 Inhaltliche Vorbereitung 170
5.1.6 Praktische Durchführung 173
5.1.7 Methodische Hinweise 174
5.1.8 Einleitung der Gruppenarbeit und Gruppenregeln 176
5.1.9 Bewältigung von Anspannung 176
5.1.10 Wertschätzungskarten 178

5.2 Modul 1: Bedeutung von Wertorientierungen 178
5.2.1 Was sind Wertorientierungen? 178
5.2.2 Wie stehen Werte mit (psychischer) Gesundheit in Verbindung? 179
5.3 Modul 2: Individuelle Wertorientierungen und Wandlungsprozesse 185
5.3.1 Welche Wertorientierungen sind für die Teilnehmenden von besonderer Bedeutung? 185
5.3.2 Wandel von individuellen Wertorientierungen 188
5.3.3 Umgang mit dem Wandel von Werten 190
5.4 Modul 3: Moralische Verletzungen durch das Verhalten anderer 192
5.4.1 Vermittlung allgemeiner Informationen zu moralischen Verletzungen 192
5.4.2 Besprechung der psychischen Folgen der moralischen Verletzung 196
5.4.3 Therapeutische Hinweise zum Umgang mit Zorn 199
5.4.4 Die moralische Verletzung konstruktiv transformieren 201
5.5 Modul 4: Moralische Verletzungen durch eigenes Verhalten 208
5.5.1 Charakterisierung moralischer Verletzungen durch eigenes Verhalten 208
5.5.2 Thematisierung von Schuld und Scham 210
5.5.3 Therapeutische Hinweise zum Umgang mit Schuld und Scham 218
5.6 Abschluss und weitere therapeutische Schritte 225

Literatur 227

Stichwortverzeichnis 233

Die Autoren 235

Geleitwort der Reihenherausgeber

Trauma und moralische Konflikte: Erst kürzlich waren wir Zeitzeugen, wie sich die USA und ihre Verbündeten nach 20-jährigem Krieg aus Afghanistan zurückgezogen und die alten Machthaber das Land wieder übernommen haben. Auch für die Deutsche Bundeswehr endete damit ein verlustreicher Einsatz – viele ringen mit der Frage der Legitimation. Wir erinnern uns an den Vietnamkrieg, der mit den seelisch hochbelasteten Kriegsveteranen Ausgangspunkt für die Einführung der Posttraumatischen Belastungsstörung 1980 im DSM-III war. In Deutschland hat der Balkankrieg und die Stationierung deutscher Truppen im Kosovo und – im Gefolge des Afghanistan-Einsatzes – in Mali zu Fragen nach der deutschen Verantwortung geführt und brachte Kriegshandlungen wieder in die gesellschaftliche Gegenwart.

Aus heutiger Sicht wissen wir, dass Verletzungen der persönlichen Wertvorstellungen, sogenannte »moral injuries«, bei der persönlichen Aufarbeitung von potenziell traumatischen Erlebnissen eine große Rolle spielen. »Moral injuries« können teilursächlich für die Entstehung von Belastungsstörungen sein bzw. der Ausheilung im Wege stehen. Wie können Psychotraumatologen helfen? Sind wir auf diese Herausforderungen genügend vorbereitet? Eine Antwort geben Prof. Dr. Peter Zimmermann – Chefarzt der psychiatrischen Klinik des Bundeswehrkrankenhauses Berlin – und seine Mitautoren Christian Fischer und Thomas Thiel in diesem Buch.

Das Buch ist die erste Abhandlung im deutschsprachigen Raum, die zugleich Behandlungsmanuale und die theoretische Grundlage liefert, wie »moral injuries« vorgebeugt bzw. spezifisch behandelt werden können. Hierbei findet die Leserschaft auch eine Aufarbeitung der Thematik aus theologischer Sicht. Die Seelsorge bekommt hierdurch einen besonderen Stellenwert. Die Autoren zeigen, dass »moral injuries« zwar aus der Militärpsychotherapie kommen, aber die Mechanismen des Zusammenspiels von Traumatisierungen und Wertvorstellungen weit über die Zielgruppe von Soldaten im Einsatz hinausreichen. Es geht um das Ringen von Glaubwürdigkeit an selbst gesetzten Maßstäben, das auch Polizistinnen, Einsatzkräfte der Feuerwehr, Ersthelferinnen, Journalisten und Leitungskräfte treffen kann.

Das Manual für die präventive und therapeutische Arbeit mit Einsatzkräften ist gleichzeitig der erste Band der Reihe »Traumafolgestörungen«, die sich an Psychotherapeutinnen und -therapeuten sowie an weitere fachnahe Berufsgruppen mit Schwerpunkt Psychotraumatologie richtet. Für alle mit traumatisierten Menschen arbeitenden Berufsgruppen ist unser Ansatz relevant: Eine Belastungsstörung ist nicht eine Momentaufnahme, sondern ein Prozess. Welche Richtung dieser Prozess einschlägt, wird durch das Bedingungsgefüge der Lebensgeschichte, der Situationsfaktoren und der Balance zwischen Risiko- und Schutzfaktoren in der Phase der Bewältigung bestimmt. Zu den relevanten Risikofaktoren gehören auch moralische Verletzungen, die spezifisch zu behandeln sind. Der vorliegende Band greift somit ein zentrales und bislang noch vernachlässigtes Thema auf, von dem heutzutage jedoch alle Traumatherapeuten, Traumaberaterinnen und weitere professionelle Helfergruppen Kenntnis haben sollten.

Robert Bering
Köln, im November 2021

Christiane Eichenberg
Wien, im November 2021

Dank

Meiner Frau für ihre stets geduldige und liebevolle Unterstützung meiner Arbeit.

Meinen Mitarbeitern im Bundeswehrkrankenhaus Berlin für ihre zahlreichen Anregungen und motivierte Mitarbeit bei der Behandlung traumatisierter und moralisch verletzter Patienten.

Unseren Patienten für ihre Bereitschaft, sich zu öffnen, und dafür, mit ihnen gemeinsam lernen zu dürfen.

Den Reihen-Herausgebenden Prof. Dr. Christiane Eichenberg und Prof. Dr. Robert Bering sowie auch Frau Andrea Richter und Frau Katja Burckhardt für die Durchsicht des Manuskriptes und die vielen hilfreichen Anregungen.

Trauma und Moral – eine Einführung

Psychische Traumatisierungen haben sich in den letzten Jahrzehnten zu einem Fokus psychotherapeutischer Forschung und Praxis entwickelt. Dies führte zur Entwicklung zahlreicher theoretischer Modelle, aber auch wirksamer manualisierter Behandlungsansätze. Immer mehr ist verstanden worden, wie komplex sich die Verarbeitung traumatischer Erfahrungen gestaltet.

Anfang der 1980er-Jahre wurde mit der dritten Revision des amerikanischen Diagnostic and Statistical Manual of Diseases (DSM-III) erstmals der Begriff der posttraumatischen Belastungsstörung (PTBS) in die psychiatrische Diagnostik eingeführt. Dieser Schritt stellte einen Meilenstein in der Geschichte der Psychotraumatologie da, weil mit einer diagnostisch präzisen Beschreibung einer Traumafolgestörung in einem weitverbreiteten Klassifikationssystem eine fundierte klinische Akzeptanz dieser Störungsgruppe verbunden war. Neben der diagnostischen und gutachterlichen Klarheit konnten sich nun auch die Betroffenen deutlich besser mit ihrem Leiden wahrgenommen und verstanden fühlen. Dies wiederum ebnete den Weg für die Entwicklung therapeutischer Verfahren und auch für intensivierte wissenschaftliche Bemühungen.

Vielfältige Traumafolgen

Schon zu Beginn der Beschäftigung mit den psychischen Folgen von Traumatisierungen wurde allerdings deutlich, dass eine diagnostische Kategorie wie die PTBS allein nicht ausreichend ist, um der Vielzahl psychischer Reaktionsweisen gerecht zu werden. In den Anfangsjahren standen zunächst die angstbasierten Symptomkomplexe wie die PTBS oder Phobien mit Vermeidungsverhalten im Mittelpunkt der klinischen Forschung. Dabei konnten z. B. mit Verfahren wie der kognitiven Verhaltenstherapie therapeutische Verbesserungen mit beeindruckenden Effektstärken erreicht werden (Schäfer et al. 2019).

Bei Untersuchungen an speziellen Gruppen von Traumatisierten, wie Einsatzkräften und Soldaten, konnten mit diesen Ansätzen in Metaanalysen jedoch zum Teil nur enttäuschende Heilungserfolge belegt werden (Verstrael et al. 2013). Daraus leiteten sich Überlegungen ab, in diesen Personengruppen ergänzende Techniken und Methoden zur Anwendung zu bringen. Zu diesen gehörte auch die therapeutische Verarbeitung moralischer Verletzungen mit ihren Folgen wie Schuld, Scham oder Zorn. Diese haben als »Moral Injury« bereits eine umfangreiche Resonanz in der englischsprachigen Literatur erfahren, deutschsprachig ist dazu bislang nur wenig verfügbar.

Besonderheiten bei Einsatzkräften

Der therapeutische Umgang mit Einsatzkräften wie der Polizei, der Feuerwehr, den Rettungsdiensten, den Hilfsorganisationen oder des Militärs ist zudem durch eine Reihe von Besonderheiten gekennzeichnet. Diese Systeme sind geprägt durch hierarchische Strukturen, aber auch durch altruistische, schützende Idealbildungen, die häufig nur wenig Raum für die emotionale Selbstreflexion oder für vermeintliche »charakterliche Schwächen« lassen. Der therapeutische oder beratende Zugang zu den Betroffenen trifft daher auf Vorbehalte, kann aber durch eine Grundkenntnis der Systemstrukturen erleichtert werden.

Dieses Buch soll dazu beitragen, das Verständnis für die psychischen Prozesse und Veränderungen zu vertiefen, die sich bei traumatisierten Menschen, insbesondere bei Einsatzkräften, abspielen. Es soll einen Eindruck von der komplexen Vernetzung zwischen direkten psychischen Traumafolgen und wertebezogenen, moralischen Reaktionsmustern vermitteln. Es kann dadurch helfen, der Gefahr entgegenzutreten, dass sich diese Personengruppen im Rahmen von chronifizierten Krankheitsverläufen der Gesellschaft entfremden und aus ihren sozialen Bezügen herausfallen.

Neben den Grundlagen der Psychotraumatologie werden Modelle

der Entstehung und Bedeutung von Wertorientierungen sowie moralischen Verletzungen und ihren psychischen Folgen dargestellt. Dabei wird ein Schwerpunkt auf die beruflichen Erfahrungen von Einsatzkräften gelegt. Es werden zudem exemplarisch verschiedene Behandlungsansätze zur Bearbeitung von Traumatisierungen und ihren moralischen Folgen vorgestellt.

Eine wichtige Ergänzung stellen Perspektiven aus der interdisziplinären Zusammenarbeit dar, die für eine ganzheitliche Behandlung besonders wertvoll ist. Es wird daher in einem eigenen Kapitel eine *geistliche Sichtweise* der Problematik angeboten.

Im Anschluss werden ausgewählte Themenschwerpunkte in zwei systematischen Manualen zusammengefasst, die sich für die direkte Umsetzung in der Prävention und im therapeutischen Alltag eignen.

Hinweise

Für eine gendergerechte Schreibung haben wir möglichst neutrale Formulierungen wie »Behandelnde« und »Ärzteschaft« gewählt. Da diese nicht immer möglich sind, verwenden wir ansonsten in unsystematischer Reihenfolge mal die weibliche, mal die männliche Form (»Soldatinnen«, »Psychologen«). Personen, die sich weder dem einen noch dem anderen Geschlecht zugehörig fühlen, sind immer mitgemeint.

Die Therapiemanuale bilden den zweiten, den Praxisteil dieses Buchs. Sie bauen zwar auf den theoretischen Grundlagen der vorherigen Kapitel auf, sollen aber in sich abgeschlossen und selbsterklärend sein, sodass sie direkt als Arbeitsgrundlage für therapeutische Interventionen verwendet werden können. Daher ist es unvermeidlich, dass es an einigen Stellen zu textlichen Wiederholungen kommt.

KAPITEL 1

Trauma und Traumafolgestörungen

Moralische Aspekte von Traumafolgestörungen stellen den Schwerpunkt dieses Buches dar, daher wird in diesem Rahmen nur ein Überblick über die allgemeinen Grundlagen von psychischen Traumafolgen gegeben, um das Verständnis der Auswirkungen moralischer Konflikte zu erleichtern. Vertiefungen zu speziellen traumabezogenen Themenkomplexen finden sich in den weiteren Bänden dieser Buchreihe oder z. B. auch bei Eichenberg und Zimmermann (2017).

1.1 Grundlagen und Prävention

Das Erleben traumatischer Situationen und ihre psychische Verarbeitung verkörpern ein maßgebliches Thema der Sozial- und Medizingeschichte der Menschheit. Erste Berichte darüber entstanden bereits in der Antike, finden sich z. B. in dem Epos »Ilias« des griechischen Dichters Homer, und setzen sich bis in die jüngste Neuzeit fort, unter anderem auch als eine Geschichte der Kriege und Katastrophen, in denen militärische und nichtmilitärische Einsatzkräfte eine wesentliche Rolle spielen (Shay 1998).

1.1.1 Pathogenese und Verlaufstypen

Traumatische Situationen. Die posttraumatische Belastungsstörung nimmt unter den psychischen Erkrankungen eine Sonderstellung ein, weil in ihren diagnostischen Kriterien die Ätiologie (die traumatische Situation) eine verbindliche Voraussetzung darstellt: »ein Ereignis oder ein Geschehen von außergewöhnlicher Bedrohung oder mit katastrophalem Ausmaß, das nahezu bei jedem eine tiefgreifende Verzweiflung auslösen würde«. Dieses Traumakriterium der International Classification of Diseases der WHO in ihrer 10. Fassung (ICD-10) findet sich in ähnlicher Form auch in der zukünftig gültigen ICD-11 sowie im US-amerikanischen DSM-V wieder (siehe www.dimdi.de).

Bei dieser Formulierung wird der Versuch unternommen, den belastenden Charakter von Ereignissen von der subjektiven Sichtweise der Betroffenen zu lösen und eine objektive pathogenetische Dimension zu finden. Dies kann allerdings nur begrenzt gelingen, denn auch bei schwersten psychischen Belastungssituationen spielen Bewertungen und das emotionale Erleben der Betroffenen eine maßgebliche Rolle für die Verarbeitung.

> So sind zwar beispielsweise Kriegserfahrungen zweifelsfrei traumatische Ereignisse, werden aber z. B. von gut ausgebildeten Soldaten anders erlebt, bewertet und psychisch verarbeitet als etwa von der Zivilbevölkerung oder von geflüchteten Menschen.

Pathogenese. Schon während der Exposition mit traumatischen Ereignissen beginnt ein Prozess der psychischen Auseinandersetzung und Verarbeitung, bei dem zahlreiche psychosoziale Schutz- und Risikofaktoren wirksam werden. Deren Zusammensetzung ist bei jedem Betroffenen individuell unterschiedlich. In den letzten Jahren hat sich eine Reihe von Studien mit den einzelnen Faktoren beschäftigt. Dabei ergaben sich verschiedene Wirkmechanismen, Interaktionen und auch Effektstärken. Eine Übersicht findet sich beispielsweise bei Maercker (2019).

Ein wichtiges Beispiel sind persönlichkeitsbezogene Einflussgrößen. Das Geschlecht, das Alter und die Intelligenz haben eine Bedeutung für die Traumaverarbeitung, aber auch biografische Belastungen, Persönlichkeitsstörungen und Persönlichkeitsmerkmale wie Optimismus, Kohärenzsinn (Antonovsky 1987) und nicht zuletzt Wertorientierungen (Zimmermann et al. 2014; Eichenberg & Zimmermann 2017).

Dazu kommen Bedingungen aus dem peritraumatischen und persönlichen Umfeld. Hier wären z. B. die Art der traumatischen Situation sowie die Dauer, Häufigkeit und Stärke ihrer Einwirkung zu nennen. Aber auch ergänzende Themenkomplexe sind von Bedeutung, weil sie mit der Kerndynamik interagieren und sich wechselseitig verstärken können: Ein Beispiel sind moralische Konflikte, die im Folgenden noch ausführlich betrachtet werden. Als besonders bedeutend hat sich in zahlreichen Studien die Verfügbarkeit sozialer Unterstützung erwiesen. Ein stützendes und verständnisvolles soziales Umfeld ist einer der wichtigsten Schutzfaktoren im Hinblick auf einen erfolgreichen Heilungsprozess (Brewin et al. 2000; Eichenberg & Zimmermann 2017).

Die psychischen und sozialen Reaktionen der Betroffenen nach Traumaeinwirkung (einschließlich der Entstehung psychischer Erkrankungen) hängen maßgeblich von der individuellen Zusammensetzung der oben genannten Schutz- und Risikofaktoren ab. So kann es bei einer günstigen Konstellation zu einer schnellen Spontanheilung kommen, die keine weiteren belastenden Folgen hinterlässt. Bei einem Überwiegen von Risikofaktoren bzw. einem Mangel an Schutzfaktoren können demgegenüber erhebliche psychische Belastungen und Krankheiten entstehen. Diese Vorstellungen bilden auch die Grundlage für systematische Evaluationen derartiger Faktoren (z. B. im »Kölner Risiko-Index«) und daraus abgeleitete zielgruppenspezifische Interventionen (Fischer 2000).

Neurobiologische Prozesse. Bei der Symptomentstehung spielen aber auch weitere psychische und neurobiologische Prozesse eine Rolle, die im Rahmen dieser kurz gefassten Darstellung nur angedeutet werden können. Eine Reihe von Botenstoffen im Gehirn ist an der Traumaverarbeitung beteiligt, so z. B. Cortisol und Noradrenalin. Diese stehen mit Veränderungen in der Hirnstruktur in einer komplexen Verbindung, die z. B. mit atrophischen Prozessen einzelner Regionen einhergehen können, wie etwa dem Hippocampus. Diese Veränderungen sind in Teilen durch Psychotherapie reversibel (Butler et al. 2018; Lester & Wong 2013; Schäfer et al. 2019).

Verlaufstypen. Aus den dargestellten pathogenetischen Mechanismen können sich verschiedene Verlaufstypen nach Traumatisierungen entwickeln. Eine Variante ist der Sucht-Verlaufstyp, bei dem Suchtmittel, und insbesondere Alkohol, als »Selbstmedikation« zur Verminderung innerer Anspannung eingesetzt werden. Dazu kommen Verläufe mit anderweitigen im Vordergrund stehenden psychischen Symptomen wie der Angst-, Vermeidungs- oder Dissoziations-Verlaufstyp (Fischer & Nathan 2002; Nathan & Fischer 2001).

Besonders bedeutsam für Einsatzkräfte ist der leistungskompensatorische Verlaufstyp: Hierbei kommt es zu einer starken oder übersteigerten Arbeitsmotivation, die einen Versuch darstellt, empfundene Minderwertigkeit zu kompensieren – denn Arbeit kann mit sozialer Anerkennung und einem Gefühl von Akzeptanz einhergehen. Diese passt zu der helfenden und altruistischen Grundhaltung, die sich häufig bei Einsatzkräften findet. Im Lauf der Zeit kann es dann jedoch zu nachteiligen Folgen kommen, wie beispielsweise einer Burn-out-Symptomatik. Leistungskompensatorisches Verhalten kann zudem begünstigt werden, wenn es im Rahmen der Traumaverarbeitung, insbesondere bei moralischen Verletzungen, bei den Betroffenen zu Schuldgefühlen kommt. Konstruktive Aktivitäten wie Arbeit und Leistungserbringung können dann auch als Versuch einer Wiedergutmachung verstanden werden (Näheres dazu im Kap. 2.1.6. und 2.1.7).

1.1.2 Gesprächsführung und Diagnosestellung bei posttraumatischen Erkrankungen

Das Gespräch mit traumatisierten Menschen gehört in die Hand von erfahrenen psychosozialen Berufsgruppen wie von Ärztinnen, Psychiatern und Psychotherapeutinnen, Sozialarbeitern, Seelsorgerinnen und Pädagogen. Insbesondere zu Beginn eines beratenden Kontaktes dient es neben der Informationsgewinnung zur Herstellung einer Arbeitsbeziehung und zum Vertrauensaufbau und es können auch erste erklärende und stabilisierende Hinweise (Psychoedukation) integriert werden.

Gefahr von Triggerungen. Die Gesprächsführung erfordert Feingefühl und therapeutisches Geschick, unter anderem weil die Klienten häufig stark verunsichert sind und zudem die Gefahr von Symptomtriggerungen besteht, wenn Traumaereignisse zu früh und zu intensiv angesprochen werden. Über diese Problematiken sollte bereits früh nach der Kontaktaufnahme gesprochen und Reaktionsweisen vereinbart werden. Beispielsweise ist es sinnvoll, einen für die Klientin sicheren Schutzraum zu schaffen, etwa durch Nutzung eines Gesprächsraums, der über eine angenehme Atmosphäre verfügt und betont ungestört ist. Für den Fall eines ansteigenden emotionalen Druckes kann zudem ein Stoppsignal abgesprochen werden (wie etwa eine Geste, ein Codewort), nach dem das Gespräch vorübergehend unterbrochen und/oder ein stabilisierendes therapeutisches Element eingefügt wird, z. B. eine Entspannungstechnik.

Leitlinie PTBS. Die S3-Leitlinie Posttraumatische Belastungsstörung der Deutschen Arbeitsgemeinschaft Wissenschaftlich Medizinischer Fachgesellschaften (AWMF) von 2019 (Schäfer et al. 2019) empfiehlt eine Gesamtdiagnostik der PTBS, die nicht nur die Symptombelastung im engeren Sinne, sondern auch die aktuelle Lebenssituation, komorbide Symptome, Chronifizierungsfolgen im Alltag und salutogenetische (d. h. heilungsfördernde) Faktoren umfasst. In diesem Rahmen können auch erste Fragen zu moralischen Verletzungen oder zu Veränderungen von Wertorientierungen infolge der Traumaeinwirkung gestellt werden, ohne jedoch zu diesem frühen Zeitpunkt zu sehr ins Detail zu gehen, da die Klienten häufig mit derartigen Gedanken noch nicht vertraut sind.

Darüber hinaus gibt die Leitlinie Hinweise zur Reihenfolge des Vorgehens. So empfiehlt sich ein Beginn mit der spontan geschilderten Symptomatik und der Traumavorgeschichte (z. B. frühere Traumatisierungen, anderweitige biografische Belastungen); im Anschluss sind gegebenenfalls ein strukturiertes Interview sowie Fragebögen zur Symptomintensität hilfreich. Zusätzlich sollten Schutz- und Risikofaktoren erfasst werden, die Hinweise auf die Prognose und den weiteren Verlauf geben können.

Traumainformierte Gesprächsführung. Speziell für Primärversorger wie Hausärztinnen oder soziale und seelsorgerische Dienste wurde das Konzept der traumainformierten Gesprächsführung in die Leitlinie aufgenommen. Handlungsleitend für die Gesprächsführenden sollten sein:

- traumaspezifisches Wissen
- Transparenz und ein individueller Zugang im Gespräch
- Erfahrungen in der Anamneseerhebung und der strukturierten Dokumentation
- Erfahrungen in der Krisenintervention im Falle psychischer Dekompensation
- Thematisierung von sozialer Unterstützung
- Beratung zur traumaspezifischen Behandlung
- Weitervermittlung in multiprofessionelle Netzwerke

Die therapeutische Grundhaltung sollte geprägt sein von Empathie, Respekt, Ressourcenorientierung und Unterstützung bei der Affektregulation. Ein Vorgehen nach diesen Grundsätzen erzeugt bei den Traumatisierten ein Empfinden von Sicherheit, Kontrollierbarkeit und Entscheidungskompetenz.

Traumabezogene Testungen. In den letzten Jahren sind zahlreiche psychometrische Testverfahren zur Diagnostik von Traumafolgestörungen entwickelt worden, es wird hier auf die entsprechenden ausführlichen Lehrbücher der Psychotraumatologie verwiesen (Maercker 2019; Seidler 2019; Eichenberg & Zimmermann 2017). Als kurze Screeningverfahren für die Praxis werden in der Leitlinie die »kurze Screening-Skala für PTBS« sowie die »Primary Care PTSD Scale« empfohlen (Schäfer et al. 2019). Beide sind kostenfrei online verfügbar, zum Beispiel unter www.psychologie.uzh.ch.

1.1.3 Epidemiologie posttraumatischer psychischer Erkrankungen

Das Erleben eines traumatischen Ereignisses ist in der Allgemeinbevölkerung mit einer Lebenszeitprävalenz von bis zu 84 % sehr häufig. Nicht in allen Fällen führt jedoch ein solches Erlebnis zu einer psychischen Erkrankung. Die in Studien gefundenen Prävalenzraten der posttraumatischen Belastungsstörung bei Einsatzkräften schwanken zwischen 5 und 30 %. Sie hängen unter anderem von der Art des Geschehens ab: die Bekämpfung großer Brände durch die Feuerwehr, der Schusswaffengebrauch bei Polizeikräften oder die Teilnahme an Kampfhandlungen im Militär hinterlassen besonders häufig psychische Schädigungen (Wittchen et al. 2013; Eichenberg & Zimmermann 2017).

1.1.4 Prävention von Traumafolgestörungen

Maßnahmen der Primär- und Sekundärprävention setzen in der Regel an einer Modifikation der geschilderten Einflussfaktoren an. Mit Primärprävention werden Hilfsangebote *vor* einem traumatischen Ereignis bezeichnet, Sekundärprävention greift *nach* dessen Einwirkung. Diese eignen sich insbesondere für das Arbeitsfeld von Einsatzkräften, denn hier betreffen traumatische Erlebnisse nicht selten ganze Einsatzgruppen (z. B. Löschzüge der Feuerwehr, Hundertschaften der Bereitschaftspolizei, Kompanien der Bundeswehr). Zudem sind kritische Situationen je nach Art der Tätigkeit im Voraus absehbar, z. B. bei der Teilnahme an einem Auslandseinsatz. Dementsprechend liegt in diesem Bereich auch ein Schwerpunkt der bislang durchgeführten Präventionsstudien.

Inhaltlich wird dabei meist auf Techniken und Methoden zurückgegriffen, die in der Psychotraumatherapie gebräuchlich sind. Dazu gehören unter anderem Aufklärung zu Stress und Stressfolgen sowie Behandlungsoptionen (Psychoedukation), Stress- und Angstmanagement, Entspannungstechniken, Bewältigungsstrategien (Coping), Training der Wahrnehmung von Körperfunktionen, Emotionen und Gedanken (Biofeedback) sowie die Verbesserung von Aufmerksamkeits- und Emotionsregulation.

Programme. Für eine Reihe von Zielgruppen wurden diese Elemente in Programmen zusammengefasst, zum Teil auch digitalisiert bzw. onlinebasiert. So ist eine Mediensammlung zum Thema Psychotrauma auf der Website der Deutschen Gesetzlichen Unfallversicherung unter www.dguv.de verfügbar. Die Bundeswehr hat 2020 die Website www.ptbs-hilfe.de des Sanitätsdienstes der Bundeswehr komplett überarbeitet und enthält nun auch eine Mediathek mit Lehrfilmen zu verschiedenen psychischen Krankheitsbildern. Beide Angebote sind frei verfügbar und auch für Einsatzkräfte gut verwendbar.

Von der Weltgesundheitsorganisation (WHO) wurde 2011 ein Manual entwickelt, das unter www.who.int im Internet kostenfrei erhältlich ist. Unter dem Titel »Psychological First Aid – Guide for Field Workers« richtet es sich an Helfende, die unmittelbar nach Krisenereignissen belastete Betroffene unterstützen, jedoch meist nicht über eine psychotherapeutische Ausbildung verfügen. Es enthält eine Reihe von Anregungen, die nicht den Anspruch einer Therapie erheben, sondern eher supportiv und praxisnah orientiert sind. Ein wichtiger Leitgedanke ist dabei der Respekt vor der Würde, der Kultur und den Fähigkeiten der hilfsbedürftigen Menschen.

Frühintervention. Frühinterventionen werden in den ersten Wochen nach einem traumatischen Ereignis angeboten. In diesem Zeitfenster spielt Psychoedukation eine wichtige Rolle, es sind aber auch weitere Angebote empfehlenswert, die bereits in diesem frühen Stadium die Traumaverarbeitung fördern und persönliche Ressourcen stärken können. So wurde beispielsweise festgestellt, dass Serious Gaming, d. h. die Anwendung eines Computerspiels wie »Tetris« für ca. 30 bis 60 Minuten unmittelbar nach dem Trauma, die Engrammierung (Einprägung) und Chronifizierung traumatischer Sinneseindrücke erschweren und den Spontanheilungsprozess unterstützen kann (Holmes et al. 2009).

Die Verbesserung des Schlafes ist ein weiterer Schwerpunkt: Neben Entspannungstrainings können auch Medikamente zum Einsatz kommen, wie beispielsweise Trimipramin (10 bis 30 mg als Tropfen zur Nacht) oder Mirtazapin Schmelztabletten 15 bis 30 mg zur Nacht.

Auf Substanzen mit Suchtpotenzial wie Benzodiazepine oder Alkohol sollte verzichtet werden.

Diese Empfehlungen können beispielsweise bereits in einer Erstberatungssituation wie in einer medizinischen Notaufnahme gegeben werden. Im Gespräch sollte zusätzlich die Aktivierung von persönlichen Ressourcen wie Hobbys und körperliche bzw. sportliche Aktivitäten zur Sprache kommen. Von besonderer Bedeutung sind soziale Kontakte und soziale Unterstützung. Allerdings nehmen gerade Einsatzkräfte diese oft zu wenig ernst, sodass eine gezielte Thematisierung (Beispiel s. Kap. 1.1.5) zur Verbesserung ihrer Nutzung im Alltag hilfreich sein kann (Eichenberg & Zimmermann 2017).

Nach einer ersten Intervention dieser Art sollten die Betroffenen noch für eine gewisse Zeit (z. B. 3 bis 6 Monate) nachbetreut werden, weil eine Reihe von Problematiken insbesondere bei Einsatzkräften in der Regel erst mit Verzögerung erkennbar wird.

Hinweis: Im Kapitel 4 findet sich ein Präventionsmanual, das die beschriebenen Optionen der Primärprävention und Frühintervention, auch unter Thematisierung moralischer Aspekte, strukturiert zur unmittelbaren praktischen Umsetzung im Arbeitsalltag anbietet.

1.1.5 Psychische Traumafolgestörungen

»Normal« oder »krankhaft«?

Die Einwirkung eines traumatischen Ereignisses kann angesichts des geschilderten katastrophalen und lebensbedrohlichen Charakters zu psychischen Reaktionen führen, die zunächst als angemessen und nicht krankheitswertig bewertet werden können und meist innerhalb von 4 Wochen abklingen. Dazu gehören etwa Angespanntheit, ein Betäubungsgefühl, Unruhe, Ängste, Schlafstörungen oder Körpersymptome wie Schwindel oder Magen-Darm-Probleme. Das sogenannte Normalitätsprinzip spricht von normalen Reaktionen normaler Menschen auf eine unnormale Situation (Eichenberg & Zimmermann 2017).

Der Übergang zu einer krankhaften Entwicklung ist fließend und nicht immer leicht festzulegen. Beispielsweise kann eine erhöhte Wachsamkeit (Vigilanz) bei Einsatzkräften wie Soldaten oder Polizistinnen im Rahmen einer traumawertigen Situation, wie z.B. Gewalterleben, die Reaktionsgeschwindigkeit und damit das professionelle Agieren verbessern und im Extremfall die Überlebenswahrscheinlichkeit erhöhen. Erst bei einer Chronifizierung außerhalb der Einsatzsituation setzt dann der Übergang in eine psychische Erkrankung ein, indem Schreckhaftigkeit und Schlafstörungen im Alltag problematisch werden.

Eine Einstufung beobachteter Veränderungen als »psychisch krank« sollte daher insbesondere bei Einsatzkräften stets vorsichtig und angemessen wertschätzend vor dem Hintergrund der erbrachten Leistung erfolgen. Bei der diagnostischen Einschätzung sollten der subjektive Leidensdruck und die Lebensqualität der Betroffenen, aber auch die (häufig erheblichen) Folgen für das soziale Umfeld berücksichtigt werden.

Vielfältige Krankheitsvarianten

Traumatisches Erleben kann eine Reihe von psychischen Erkrankungen hervorrufen. Die posttraumatische Belastungsstörung ist, wie auch die S3-Leitlinie Posttraumatische Belastungsstörung betont, »nur eine, wenngleich spezifische Form der Trauma-Folgeerkrankungen« (Schäfer et al. 2019, S. 6). Häufig kommen auch affektive Störungen, insbesondere Depression, Angststörungen, vor allem die generalisierte Angststörung und Panikstörung mit Agoraphobie, somatoforme Störungen und Suchterkrankungen vor. Diese können als direkte Traumafolgen auftreten, es ist aber auch eine gemeinsame Entstehung möglich, z.B. mit einer posttraumatischen Belastungsstörung und einer Sucht.

Zu den Details und Erscheinungsformen der jeweiligen Krankheitsbilder wird auf die Klassifikationssysteme »International Classification of Diseases« der WHO (ICD-10) und das »Diagnostic and Statistical Manual of Diseases« (DSM-5) verwiesen (verfügbar unter www.dimdi.de). In der neuen ICD, der ICD-11, die am 1. Januar 2022 in Kraft treten wird, sind die diagnostischen Kriterien der PTBS im Wesentlichen beibehalten.

Die Klassifikation DSM-V, die vor allem im englischsprachigen Raum gebräuchlich ist, hat ein ergänzendes diagnostisches Kriterium für die PTBS eingeführt, die »negativen Gedanken und Gefühlen im Zusammenhang mit dem Trauma«. Dazu gehören die auch in diesem Manual detailliert thematisierten Schuldgefühle.

Komplexe posttraumatische Belastungsstörung

In der ICD-11 wird als diagnostische Neuerung die Kategorie der »komplexen posttraumatischen Belastungsstörung« aufgenommen werden. Dabei handelt es sich um »besonders schwere oder wiederholte bzw. lang anhaltende Traumatisierungen, z.B. infolge psychischer, körperlicher oder sexueller Gewalterfahrungen oder auch Erfahrungen körperlicher bzw. emotionaler Vernachlässigung in der Kindheit. Sie können erhebliche Beeinträchtigungen des Erlebens, Denkens, Fühlens und auch der Interaktion mit der Umwelt nach sich ziehen. Bei vielen Betroffenen prägt sich ein vielfältiges Beschwerdebild aus, das ein Muster typischer Veränderungen beinhaltet« (nach DeGPT o.J.).

Dieses beeinträchtigt unter anderem Erlebnis- und Verhaltensweisen, die die jeweiligen Persönlichkeiten maßgeblich prägen können. Sie

> »erleben sich als hilflos und haben das Gefühl, nur wenig Einfluss auf den Verlauf ihres Lebens nehmen zu können. Oft melden sich ausgeprägte Schuldgefühle, selbst in Situationen, in denen deutlich ist, dass der Betreffende keine Verantwortung zu tragen hat. Viele komplex Traumatisierte fühlen sich isoliert von ihren Mitmenschen und haben aufgrund von Schamgefühlen große Schwierigkeiten damit, sich anderen Menschen so zu zeigen, wie sie sind. Zumeist besteht nur ein geringes Selbstwertgefühl und häufig leben Betroffene in der Überzeugung, von niemandem wirklich verstanden zu werden. […] Viele komplex Traumatisierte tragen eine große Verzweiflung und Hoffnungslosigkeit in sich und fühlen sich resigniert und desillusioniert. Werte, Lebenseinstellungen oder religiöse Überzeugungen, die möglicherweise zu einem früheren Zeitpunkt

im Leben noch Halt gegeben hatten, haben ihre Bedeutung verloren oder ergeben keinen Sinn mehr.« (DeGPT o.J., o.S.)

Insbesondere in diesen Aspekten der komplexen PTBS besteht eine inhaltliche Nähe zu den psychischen Folgen moralischer Verletzungen im Rahmen traumatischer Situationen, die im Folgenden noch genauer dargestellt werden.

Der Prozess der Krankheitsentstehung und mögliche Interventionen sollen abschließend anhand eines Fallbeispiels verdeutlicht werden.

Fallbeispiel

Herr W., ein 50-jähriger Rettungsassistent, der seit 27 Jahren im Rettungsdienst einer Großstadt tätig ist, stellt sich wegen Schlafstörungen bei seinem Hausarzt vor. Er habe Einschlafstörungen, grübele oft noch 1 bis 2 Stunden über die Ereignisse des vergangenen und des folgenden Tages nach. Dabei mache er sich Vorwürfe, nicht alles perfekt erledigt zu haben, und beginne bereits mit Planungen für Folgeaktivitäten.

In der Nacht wache er mehrfach auf, meist nach Albträumen, die Situationen aus seinem Einsatzdienst szenisch bildhaft widerspiegelten, er fühle sich »wie im Film«. Er sei dann unruhig, ängstlich, schweißgebadet und brauche 30 bis 60 Minuten, um wieder einzuschlafen, manchmal bleibe er aber auch den Rest der Nacht wach. Am häufigsten handele es sich um Erinnerungen an Gefahrensituationen, in denen Menschen mit schweren Verletzungen auf Autobahnen geborgen würden, bei denen auch er selbst durch vorbeifahrende Autos beinahe verletzt worden wäre. Tagsüber würde er sich an derartige Szenen vor allem dann erinnern, wenn er quietschende Reifen schnell bremsender Autos höre (»Trigger«). Die alten Bilder seien dann sehr plastisch und bildhaft präsent, er fange an zu zittern und sei kaum noch handlungsfähig. Dadurch fühle er sich auch in seinem Beruf zunehmend verunsichert und habe Zweifel, ob er noch ausreichend professionell agieren könne. So habe er bereits über einen Berufswechsel oder eine Frühberentung nachgedacht.

In seiner Freizeit versuche er den genannten Triggern aus dem Weg zu gehen, meide daher Menschenansammlungen und dichten Verkehr. In den letzten Jahren habe sich dies so gesteigert, dass er kaum noch selbst zum Einkaufen gehen oder öffentliche Verkehrsmittel benutzen könne, es würden dann panikartige Ängste auftreten, die Kontrolle über sich zu verlieren.
Insgesamt koste ihn diese negative Entwicklung so viel Kraft, dass er sich für seine tägliche Lebensführung kaum noch aktivieren könne. So habe er sich aus seinem Freundeskreis weitgehend zurückgezogen, habe auch seinen Sportverein verlassen. Viele Aktivitäten erledige er nur noch lustlos.
In den Anfangsjahren habe er Teile der geschilderten Veränderungen zwar bereits bemerkt, diese aber nicht ernst genommen. So würde auch in seinem Kollegenkreis kaum über psychische Belastungen gesprochen. Man habe Angst, wegen einer vermeintlichen Schwäche nicht mehr ernst genommen zu werden.
Später sei der innere Druck dann aber so groß geworden, dass er nun phasenweise auch verstärkt Alkohol konsumiere, um mit den Anspannungen fertig zu werden oder auch leichter in den Schlaf zu kommen. Seinem Hausarzt waren bereits erhöhte Leberwerte aufgefallen, die zu einem Gespräch über die Folgen von Alkoholmissbrauch und die Möglichkeiten einer Reduktion geführt hatten.
Im Verlaufe von mehreren Beratungsgesprächen wird zunächst eine vertrauensvolle Therapeut-Klient-Beziehung geschaffen und dem Klienten werden im Sinne einer »traumainformierten Gesprächsführung« erste Erklärungen zu den Zusammenhängen seiner Symptome gegeben. Er wird auf vertiefende Informationsmaterialien aufmerksam gemacht (www.ptbs-hilfe.de).
Nachdem ein therapeutisches Bündnis hergestellt ist, wird ein Behandlungsplan entwickelt. Im Vordergrund steht zunächst eine Vereinbarung zur Alkoholabstinenz. Dabei erklärt sich der Patient bereit, eine örtliche Suchtberatungsstelle und eine Selbsthilfegruppe aufzusuchen. Dort führt er im Anschluss regelmäßige Einzel- und Gruppengespräche. Die Entgiftung führt er unter engmaschiger hausärztlicher Kontrolle durch, wobei keine

körperlichen Entzugssymptome auftreten, die eine stationäre Behandlung notwendig machen würden.
Nach ambulanter Konsultation eines niedergelassenen Psychiaters wird eine Medikation mit dem Serotonin-Wiederaufnahmehemmer Paroxetin (20 mg) angesetzt, worunter sich Anspannung und Ängste vermindern. Mithilfe dieser ersten Symptomentlastung gelingt es dem Patienten auch leichter, eine ambulante Psychotherapie bei einer psychotraumatologisch ausgebildeten Psychotherapeutin aufzunehmen. Diese arbeitet zahlreiche traumatische Erlebnisse mit ihm auf, thematisiert gleichzeitig aber auch die Aktivierung von Alltagsressourcen wie seiner sozialen Bindungen (zur Traumatherapie mit EMDR wird dieses Beispiel in Kap. 2.2.1 fortgesetzt).
Nach ca. 6 Monaten absolviert der Patient ergänzend eine 6-wöchige stationäre Psychotherapie, die ihm weitere Impulse für seine ambulanten Gespräche gibt. Im Verlauf der insgesamt 2-jährigen Therapie tritt eine deutliche Besserung ein, der Patient bleibt berufsfähig.

1.2 Behandlung und Begutachtung

1.2.1 Behandlung posttraumatischer Belastungsstörungen

Allgemeine Prinzipien

Die traumaadaptierte ambulante oder stationäre Psychotherapie spielt bei der Behandlung psychischer Traumafolgestörungen eine maßgebliche Rolle. Sie sollte im Rahmen eines Gesamtbehandlungsplans erfolgen und sich inhaltlich an der S3-Leitlinie Posttraumatische Belastungsstörung (Schäfer et al. 2019) orientieren.

Dieser Behandlungsplan sollte neben der Psychotherapie vor allem Elemente wie Pharmakotherapie, Soziotherapie und ergänzende, komplementäre Verfahren beinhalten. Dabei haben sich Behandlungsabläufe bewährt, die individuell variable und gegebenenfalls längerdauernde Zeiträume umfassen. Denn insbesondere Einsatzkräfte erleben multiple traumatische Situationen, die zusätzlich inhaltlich wechselnde Bestandteile enthalten, wie beispielsweise angstassoziierte Situationen und moralische Verletzungen. Diese Problematiken sollten schrittweise aufgearbeitet werden.

Im Regelfall verläuft eine Traumatherapie in drei Phasen, die erstmals von Pierre Janet im ausgehenden 19. Jahrhundert beschrieben und später immer wieder aufgegriffen worden sind:

- Stabilisierung
- Traumakonfrontation
- Integration

Phase 1: Stabilisierung. Die initiale Stabilisierungsphase beinhaltet unter anderem die Elemente wie Psychoedukation, Verbesserung der sozialen Unterstützung, Arbeit an persönlichen Ressourcen wie Sport oder Entspannung. Ziel der Stabilisierungsphase in der Psychotraumatologie ist es, die durch die Traumatisierung in ihren psychischen Grundstrukturen erschütterten Patienten wieder in die Lage zu versetzen, Gedanken, Impulse und Emotionen wahrzunehmen, auszudrücken und zu kontrollieren sowie alltägliche Aufgaben zu bewältigen und konsequent Selbstfürsorge zu praktizieren. Da diese psychischen Grundthemen nicht nur traumatisierte Menschen betreffen, können Stabilisierungstechniken auch allgemein in der Psychotherapie eingesetzt werden. Ein Überblick findet sich z. B. bei Reddemann (2019).

Ein Beispiel für Stabilisierungstechniken sind die sogenannten imaginativen Techniken. Dabei werden mit den Patientinnen Fantasiebilder entwickelt, die möglichst plastisch und detailliert ausgestaltet werden. Diese werden täglich geübt und können dann gegen belastende Bilder und Flashbacks eingesetzt werden. Der »sichere Ort« etwa beschreibt die Vorstellung einer angenehmen Situation aus der Fantasie der Patienten, die z. B. einer realen Erinnerung entsprechen kann (eine Waldlichtung, ein Strand am Meer etc.). Mit der Vorstellung dieses Ortes sollen Gefühle von Sicherheit und Geborgenheit verbunden sein. Es wird detailliert besprochen, wie es dort aussieht und welche anderen Sinneseindrücke wahrgenommen werden können: Wie riecht es, welche Geräusche treten auf, welche Temperatur herrscht vor, ...? Diese imaginative Ausgestaltung ist wichtig, um die innere Resonanz und damit die Wirksamkeit der Vorstellung zu vertiefen.

Phase 2: Traumakonfrontation. In der Phase der Traumakonfrontation werden die traumatischen Ereignisse durchgearbeitet. Für die traumakonfrontative Behandlung im engeren Sinne wurden in der Literatur in den letzten Jahren vor allem traumafokussierte und nicht-traumafokussierte Interventionen untersucht. Die überzeugendsten Wirksamkeitsnachweise bei den traumafokussierten Methoden wurden für die Traumafokussierte kognitive Verhaltenstherapie (TfKVT) und die EMDR-Therapie (EMDR = Eye Movement Desensitization and Reprocessing) erbracht.

Ein zentrales Element der Konfrontation stellt die therapeutische Arbeit an bewertenden Gedanken dar, die mit dem traumatischen Ereignis in Verbindung stehen. Dabei kann es sich beispielsweise um ein andauerndes und den Alltag prägendes Gefühl der Bedrohung handeln, das zu einem ausgeprägten Vermeidungsverhalten führt. Dieses wird therapeutisch hinterfragt, mit der Realität abgeglichen und gegebenenfalls umstrukturiert.

Dabei können auch übende Verfahren wie die Expositionsbehandlung bei krankheitswertiger Angst genutzt werden, bei der sich die Patientinnen – gedanklich oder auch real, allein oder in therapeutischer Begleitung – mit Situationen in Kontakt bringen, die Angst auslösen. Sie sollen dann so lange (und ohne weitere Ablenkung wie Handynutzung) darin verbleiben, bis die Angst abklingt. Die Patienten können so erleben, dass ihre Befürchtungen (z. B. die Kontrolle über sich zu verlieren) nicht eintreten, und das Gefühl der Kontrolle und Sicherheit wiederherstellen.

Exposition kann auch im Hinblick auf traumatische Situationen und Erinnerungen angewandt werden. Dabei werden traumabezogene Ereignisse in Gedanken – in sensu – noch einmal intensiv, diesmal jedoch in einer sicheren therapeutischen Umgebung, nacherlebt.

Gebräuchlich sind Methoden wie narrative Exposition, imaginative Exposition oder prolongierte Exposition (Zusammenfassung bei Eichenberg & Zimmermann 2017).

Eine Sonderstellung bei der Traumabehandlung nimmt die EMDR-Therapie ein. Auch diese enthält kognitive und Expositionselemente, verbindet diese jedoch mit bilateralen Stimulationen des Gehirns. Dabei sitzt die Therapeutin gegenüber dem Klienten und bewegt ihre Finger (meist Zeige- und Mittelfinger) nach links und rechts und der Patient folgt diesen Fingerbewegungen mit den Augen (bilaterale Stimulation). Was im Gehirn des Patienten im Einzelnen geschieht, ist bislang nur unzureichend bekannt, doch werden neuronale Netzwerke aktiviert und Verarbeitungsprozesse ausgelöst, die die Angst bei Erinnerung an das traumatische Ereignis reduzieren. Alternativ können für diesen Effekt auch sensible oder auditive Reizsysteme genutzt werden (Tastreize an den Händen, Kopfhörer mit Klick-Geräuschen).

Fallbeispiel (Fortsetzung)

Mit Herrn W. (s. Beispiel in Kap. 1.1.5) wird nach der Stabilisierungsphase eine EMDR-Therapie vereinbart. Er entscheidet sich, die Behandlung mit einem besonders stark belastenden Einsatzerlebnis zu beginnen. Damit verbunden ist die Aussicht, dass sich die entlastende Wirkung der Durcharbeitung auf andere ähnliche Ereignisse generalisiert und diese nicht mehr separat thematisiert werden müssen.

So wählt er eine Massenkarambolage auf einer Autobahn aus, bei der er sich durch den Anblick der vielen Verletzten und Verstorbenen überfordert und ängstlich gefühlt habe. Die Bedrohlichkeit habe sich durch die anfangs noch schnell vorbeifahrenden anderen Kraftfahrzeuge verstärkt. Er habe dabei auch Angst um sein eigenes Leben gehabt. In den folgenden Monaten habe er immer wieder Albträume und auch tagsüber auftretende Erinnerungen an Leichenteile wahrgenommen, dabei habe er stets einen unangenehmen Geruch bemerkt.

Zu Beginn der EMDR-Sitzung wird als bewertender Gedanke die erlebte Hilflosigkeit herausgearbeitet, die vor allem mit starken

Versagensängsten gekoppelt ist. Bei den nachfolgenden Augenbewegungen kommt es zunächst zu einem deutlichen Anstieg des Hilflosigkeitserlebens und der Angst. Dabei assoziiert er auch weitere Einsatzsituationen mit ähnlichen Gedanken und Gefühlen. Im Verlauf der 90-minütigen Sitzung nimmt jedoch der emotionale Druck langsam ab und die Hilflosigkeit wird ersetzt durch den Gedanken »Ich habe mein Bestes getan«.
In den folgenden Therapiestunden wird die Ausgangssituation erneut thematisiert und weitere gedankliche Assoziationen werden bearbeitet. Letztendlich bleibt die neue Bewertung stabil und die Albträume sowie die tagsüber auftretenden intrusiven Erinnerungen bilden sich zurück.

Phase 3: Integration. In der dritten Phase werden die psychische Integration des Erlebten und der therapeutischen Erfahrungen sowie eine Neuorientierung im Alltagsleben zum Schwerpunkt. Hier kann unter anderem thematisiert werden, ob das Erleben des Traumas einen Sinngehalt für die weitere Lebensgestaltung gehabt hat, z. B. durch Reifungsprozesse oder die Veränderung persönlicher Werte.

Weitere therapeutische Verfahren

Ergänzend zu traumakonfrontativen Verfahren, seltener auch alternativ dazu, können nichttraumafokussierte Interventionen zur Anwendung kommen. Dabei liegt der inhaltliche Schwerpunkt meist auf einer Verbesserung der Wahrnehmung und Regulation von psychischen Impulsen und Emotionen sowie auf der Lösung aktueller psychosozialer Probleme (z. B. Beziehungskonflikte oder sozialer Rückzug).

Erfolgreich wissenschaftlich untersucht wurden Ansätze wie das Stressimpfungstraining, stabilisierende Gruppenprogramme, das Training von Bewältigungskompetenzen (Skills) oder die Dialektisch-Behaviorale Therapie (DBT), sie erreichten in ihrer Wirksamkeit jedoch nicht die traumakonfrontativen Verfahren (Schäfer et al. 2019).

Eine Reihe weiterer Methoden und Techniken hat vielversprechende erste Erfolge gezeigt. Dazu gehören die Imagery Rescripting and Reprocessing Therapie (IRRT), metakognitive Therapie, Imagery Rehearsal und psychodynamische Ansätze wie die Psychodynamisch-Imaginative Traumatherapie (PITT). Allerdings ist die Studienlage noch zu wenig aussagekräftig, um eine uneingeschränkte Empfehlung zu rechtfertigen (Fischer & Riedesser 2020; Schellong et al. 2018).

Pharmakotherapie

Zusätzlich zu den psychotherapeutischen Verfahren kann psychopharmakologische Behandlung eingesetzt werden, die mit dem Patienten besprochen werden sollte. In der Leitlinie (Schäfer et al. 2019) werden vor allem die Antidepressiva Sertralin, Paroxetin und Venlafaxin empfohlen, wohingegen vom Gebrauch von Benzodiazepinen abgeraten wird.

Im ärztlichen Gespräch sollte gemeinsam mit den Patientinnen abgewogen werden, welche Nebenwirkungen möglich sind und welche Vorteile zu erwarten sind. Dazu zählen (bei fehlendem Abhängigkeitspotenzial) vor allem eine Reduktion von Angespanntheit, eine Verbesserung des Schlafes und eine Verminderung der Belastung durch Erinnerungen (Intrusionen). Vermeidungssymptome sprechen dagegen deutlich schlechter auf Medikation an. Falls Schlafstörungen im Vordergrund stehen, bieten sich Substanzen wie Mirtazapin oder Trimipramin an. Es gibt Hinweise auf eine positive Wirkung von Prazosin auf Schlaf und Albträume bei Kriegsveteranen.

Komplementäre Therapien

Komplementäre Therapien können eine Traumatherapie sinnvoll unterstützen, jedoch nicht ersetzen: Die S3-Leitlinie Posttraumatische Belastungsstörung (Schäfer et al. 2019) empfiehlt Ergotherapie, Kunsttherapie, Musiktherapie, Körper- und Bewegungstherapie sowie Physiotherapie im Rahmen eines Gesamtbehandlungsplans.

Therapie von Begleiterkrankungen

Wie bereits dargestellt, können neben einer traumabezogenen Symptomatik im engeren Sinne, wie z.B. der PTBS, eine oder mehrere weitere psychische Störungen auftreten. Neben ängstlichen, depressiven oder somatoformen Symptomkomplexen ist dabei vor allem der Missbrauch von suchterzeugenden Substanzen zu nennen, insbesondere von Alkohol. Die Komorbiditätsrate bei der PTBS lag für die einzelnen Suchtmittel zwischen 30 und 50 %, insgesamt bei 70 bis 90 % (Lebenszeitprävalenz). Auch die Folgen moralischer Verletzungen, vor allem Schuldgefühle, Scham und Zorn, sind als Komorbidität von therapeutischer Bedeutung (zur Behandlung s. Kap. 5).

Zur Optimierung des Behandlungserfolges sollten Begleiterkrankungen ernst genommen und in die Gesamtplanung einbezogen werden. Im Hinblick auf komorbide Substanzmissbrauch hat sich beispielsweise in den letzten Jahren das Therapieprogramm »Sicherheit finden« (»Seeking Safety«) bewährt, das seinen Fokus auf Psychoedukation und das Erlernen sicherer Bewältigungsstrategien in Bezug auf Traumatisierungen und Sucht legt (Najavits 2002).

Für die Behandlung der komplexen PTBS sowie von Traumatisierungen im Kindes- und Jugendalter wurden spezielle therapeutische Ansätze entwickelt. Hier wird auf die entsprechenden Fachbücher verwiesen (Fischer & Riedesser 2020; Maercker 2019; Schellong et al. 2018).

Therapeutische Besonderheiten bei Einsatzkräften

Neben den allgemeingültigen Prinzipien traumatherapeutischer Behandlung sollten die beschriebenen spezifischen Besonderheiten bei Einsatzkräften in einem therapeutischen Gesamtbehandlungsplan berücksichtigt werden.

Stigmatisierungsängste, die für hierarchische Systeme typisch sind, führen dazu, dass sich viele Dienstangehörige erst mit deutlicher Verzögerung in eine notwendige psychiatrisch-psychotherapeutische Behandlung begeben. Es sollte daher ein niedrigschwelliger Zugang zu den Hilfesystemen möglich sein. Dazu gehören z. B. die Etablierung einer 24/7 Telefonhotline oder psychosoziale Websites (z. B. www.ptbs-hilfe.de) mit der Möglichkeit einer Nutzung von Kontaktformularen zur weiteren, gegebenenfalls auch anonymen Beratung.

In nicht wenigen Fällen leiden die Betroffenen zudem schon seit Jahren unter Symptomen, sodass es zu einer Chronifizierung der Symptome kommt. Folgen der Chronifizierung sind z. B. die genannten komorbiden Suchterkrankungen, des Weiteren Konflikte an der Dienststelle oder in der Familie (bis hin zu Trennungen). Bei Einsatzkräften ist es deshalb in der Regel notwendig, den Behandlungsplan sorgfältig zeitlich gestaffelt abzustimmen. Dieser sollte zunächst eine intensive Stabilisierung mit Berücksichtigung von Komorbiditäten, z. B. eine Alkoholentgiftung, vorsehen.

Ergänzende therapeutische Ansätze

Neben den bisher genannten Therapien sollten auch nonverbale Therapien für einen besseren therapeutischen Zugang angeboten werden. Dazu gehören komplementäre Angebote wie Entspannungs- und Ergotherapie, aber auch innovative Ansätze wie tiergestützte Therapien (mit Hunden, Pferden etc.). Erste ermutigende Forschungsergebnisse zur Wirksamkeit der pferdeassistierten Therapie liegen z. B. für die Bundeswehr vor (Willmund et al. 2021).

Angehörige von Einsatzkräften sind in der Regel an dem beschriebenen Chronifizierungsprozess beteiligt, z. B. in dem sie gemiedene Aktivitäten des Betroffenen übernehmen und seine Vermeidungsstrategien ungewollt verstärken. Deshalb sollten die Angehörigen mit speziellen Angeboten in die Therapie einbezogen werden. Die Bundeswehr, insbesondere die Militärseelsorge, bietet beispielsweise psychoedukative Seminare für traumatisierte Paare an (www.bundeswehr.de, Stichwort ASEM).

Frühzeitiger Behandlungsbeginn

Wenn ein erster Zugang gefunden ist, sollte zeitnah eine therapeutische Intervention folgen. Die Hamburger Feuerwehr hat dazu beispielsweise eine psychotherapeutische Tagesklinik eingerichtet, in der ein mehrwöchiges multimodales einzel- und gruppentherapeutisches Programm zur Verfügung steht. Eine ähnliche Tagesklinik wird auch von der Berliner Polizei betrieben (Quelle: jeweils persönliche Kommunikation).

1.2.2 Rehabilitation bei Traumafolgestörungen

Beim therapeutischen Umgang mit Traumafolgestörungen sollten, vor allem bei Einsatzkräften, das psychosoziale Funktionsniveau und mögliche gutachterlich relevante Fragestellungen eine besondere Berücksichtigung finden.

> Wenn es beispielsweise nach langjährigem Einsatzdienst und vielfältigen kumulativen traumatischen Situationen im Vorfeld einer Traumabehandlung zu depressiven oder Suchtentwicklungen mit entsprechend langen Krankschreibungszeiten gekommen ist, dann sollte das Thema Rehabilitation und Wiederaufnahme der Arbeit bzw. des Dienstes bereits zu Beginn einer Therapie angesprochen und in die Planungen einbezogen werden.

Die Betroffenen sollten dabei allerdings nicht den Eindruck bekommen, dass eine Wiedereingliederung der primäre Zweck der Therapie sein könnte, um das therapeutische Arbeitsbündnis nicht zu gefährden. Jedoch kann verdeutlicht werden, dass eine regelmäßige Arbeitstätigkeit den therapeutischen Verlauf positiv beeinflussen kann. Die Erfolgserlebnisse bei der Arbeit, die sozialen Kontakte, die Tagesstruktur etc. helfen dabei, die potenzielle Gefahr einer Regression, d. h. der Rückentwicklung auf eine unreifere psychische Entwicklungsstufe, von Beginn an zu begrenzen.

Medizinisch-beruflich orientierte Rehabilitation (MBOR)

Ein derartiges Vorgehen steht auch im Einklang mit neueren Konzepten zur »Medizinisch-beruflich orientierten Rehabilitation« (MBOR), die immer mehr Eingang in klinische Behandlungsprozesse finden (www.deutsche-rentenversicherung.de). Eine Einschätzungs- und Planungsgrundlage kann dabei die International Classification of Functioning (ICF) bieten. Diese gibt in Anlehnung an die ICD-10 bzw. ICD-11 Hinweise für eine Quantifizierung von Leistungsdefiziten und eingeschränkten Alltagskompetenzen bei (psychisch) erkrankten Menschen (www.dimdi.de).

Fragen der Rehabilitation sollten auch in psychotherapeutischen

Einzelgesprächen berücksichtigt werden, indem beispielsweise Konflikte am Arbeitsplatz, die mit der Traumatisierung im Zusammenhang stehen, aufgenommen werden. Von großer Bedeutung sind auch die Folgen traumabezogener moralischer Verletzungen und dabei insbesondere Scham und Zorn. Denn diese können, wie im Kapitel 2.1.6 noch ausgeführt wird, mit erheblichen Beeinträchtigungen des Rehabilitationsprozesses einhergehen.

Alternativ oder ergänzend können rehabilitative Gruppenprogramme genutzt werden. In speziellen Kliniken werden dabei Arbeitsprozesse realitätsnah in Gruppenprojekten nachgestellt. Die zwischenmenschlichen Interaktionen, die Arbeitsverteilung, der Umgang mit Konflikten etc. werden begleitend therapeutisch aufgearbeitet (Langner et al. 2021).

Hinweis: Die Rehabilitation psychisch traumatisierter Patienten wird in einem weiteren Band dieser Buchreihe umfassend behandelt.

1.2.3 Begutachtung von Traumafolgestörungen

Eine nach psychischer Traumatisierung eingeschränkte Funktions- und Leistungsfähigkeit spielt auch bei der Begutachtung von Traumafolgestörungen, insbesondere im sozialen Entschädigungsrecht eine Rolle: Sie kann die Grundlage für die Anerkennung eines Dienst- oder Berufsunfalls bzw. einer Wehrdienstbeschädigung bilden.

Entscheidend ist dabei ein Antragsverfahren, in dessen Verlauf zum einen die behaupteten Ereignisse selbst geprüft werden (Vollbeweis), zum zweiten eine kausale Verbindung zu der psychischen Erkrankung erkennbar sein muss. Zum dritten müssen die Auswirkungen auf die tägliche Lebensgestaltung quantifiziert werden. So wird ein Grad der Schädigung (GdS) als Prozentwert festgelegt, der dann die Voraussetzung für vielfältige Sozialleistungen darstellt, z.B. für die Übernahme von Behandlungskosten oder für Rentenzahlungen. Verfügbare soziale Dienste sollten frühzeitig in die entsprechenden Antragsverfahren einbezogen werden.

Noch offene gutachterliche Verfahren können in Einzelfällen eine therapeutische Behandlung von Traumafolgestörungen behindern, wenn beispielsweise die Betroffenen Schwierigkeiten haben, von Besserungen der Symptome zu berichten, aus Angst, Einbußen bei Entschädigungsleistungen hinnehmen zu müssen. Derartige Konflikte sollten zu Beginn einer Behandlung offen thematisiert werden und lassen sich meist in Absprache mit den entsprechenden sozialen Diensten klären. Im Extremfall kann es aber notwendig sein, den Behandlungsbeginn bis zur Klärung gutachterlicher Fragen zu verschieben.

KAPITEL 2

Bedeutung moralischer Konflikte in der Psychotraumatologie

2.1 Grundlagen und Prävention

2.1.1 Begriffe und Modelle

Begriffe

In einer Schrift über Traumata und moralische Konflikte ist es für das Verständnis wichtig, sich im Vorfeld mit den entsprechenden Begrifflichkeiten auseinanderzusetzen. Moral leitet sich von dem lateinischen Begriff *Mos*, die Sitte, ab, Ethik von dem griechischen *Ethos*, Charakter, Sinnesart. Beide werden oft synonym verwendet, auf wissenschaftlicher Ebene ist jedoch eine Abgrenzung notwendig.

Moral findet seinen Ausdruck in verschiedenen geisteswissenschaftlichen Disziplinen, wie z. B. in der Philosophie, Politik, Theologie oder auch Psychologie. Im Vordergrund steht das entsprechende Verhalten, die Normensysteme, die es ermöglichen, auf der Basis definierter Werte richtigem Handeln eine Grundlage zu geben. *Ethik* ist demgegenüber als Oberbegriff zu verstehen: als die Wissenschaft vom moralischen Verhalten, die die Prinzipien auf der Metaebene abbildet. Wenn beispielsweise moralisches Verhalten mit dem Spenden von Geld für wohltätige Zwecke einhergeht, dann beschäftigt sich die dazugehörige Theoriebildung etwa mit der Frage »Welche Bedingungen erhöhen die Spendenbereitschaft?«, die Ethik dagegen mit den Grundlagen dieses Verhaltens (»Unter welchen Bedingungen ist wohltätiges Verhalten generell sinnvoll?«). Zur Vertiefung dieses Themas siehe Sautermeister (2017) und Lind (2015).

Psychoanalytische und entwicklungspsychologische Modelle der Entwicklung von Normen und Moral

Aus *psychoanalytischer Sicht* ist die Bereitschaft, gesellschaftlich vorgegebene Normen zu akzeptieren und zu befolgen, frühkindlich determiniert. Im 4. bis 5. Lebensjahr entsteht die ödipale Konstellation der psychosexuellen Entwicklung, in der es zu ausgeprägten Aggressionen gegenüber dem gleichgeschlechtlichen Elternteil kommen kann. Diese werden jedoch in Teilen als vom Vater oder der Mutter ausgehend (Verschiebung) und somit als Bedrohung erlebt. In der Überwindung dieser ödipalen Krise kommt es zu einer Identifikation mit dem Aggressor und dadurch zur Aneignung der entsprechenden Normen (Freud 2016/1915).

Entwicklungspsychologische Sicht: Piaget entwickelte anhand von Beobachtungen und klinischen Interviews mit 5- bis 12- jährigen Kindern ein Modell mit drei Stadien der Moralentwicklung. Auf eine prämoralische Phase, in der sich das Kind noch keinen moralischen Regeln verpflichtet fühlt, folgt ein heteronomes Stadium. Darin werden Normen von der Angst vor Autoritäten und einer entsprechenden Bestrafung bei Fehlverhalten bestimmt. Im darauffolgenden autonomen Stadium begründet sich Moralempfinden immer mehr auf einer Selbstverpflichtung, die quasi vertraglichen Vereinbarungen mit der sozialen Umgebung entsprechen. Eine subjektive Verantwortlichkeit entsteht (Piaget 1954).

Nunner-Winklea (2008) differenziert eine Reihe von Entwicklungsfaktoren, die maßgeblich an dem Erwerb moralischer Normen bei Kindern beteiligt sind. Dazu gehören die explizite Unterweisung seitens der Eltern und Erziehern, das Ablesen von Wertigkeiten aus dem moralischen Sprachspiel (die Verwerflichkeit bestimmter Handlungen wie z. B. »Mord« sind im Begriff selbst eindeutig hinterlegt), Erfahrungen aus der Interaktion mit Gleichaltrigen oder auch der Erwerb von Wissen zu komplexeren sozialen Zusammenhängen (Fragen wie »Nach welchen Prinzipien funktioniert eine Gesellschaft?«). Im höheren Alter ab ca. 12 Jahren entsteht dann zusätzlich eine Systemperspektive, die es erlaubt, Verhalten nicht mehr nur an den Reaktionen der beteiligten Personen auszurichten, sondern auch an den abstrakteren Funktionserfordernissen des gesellschaftlichen

Zusammenlebens. Ein entscheidendes Bindeglied zwischen diesen Elementen sind »moralische Emotionszuschreibungen«, d. h. die Gefühle, die bei einer Übertretung von Normen entstehen bzw. befürchtet werden. Sie vermitteln die Motivation, die erlernten Verhaltensregeln tatsächlich auch zu befolgen.

Entwicklung moralischen Urteilens nach Kohlberg

Ein weitverbreitetes Modell zur Entwicklung moralischen Urteilens beruht in der Weiterentwicklung von Piagets Vorstellungen auf den Theorien des Sozialwissenschaftlers Lawrence Kohlberg, die er als »Kognitive Entwicklungstheorie des moralischen Urteils« ab 1958 konzipierte. Grundlage seines Ansatzes ist die Vorstellung, dass sich das Moralbewusstsein des Menschen in bestimmten aufeinander aufbauenden Stufen entwickelt, wobei allerdings nicht von allen Menschen das gleiche Niveau erreicht wird.

Er nimmt eine Einstufung des individuellen Entwicklungsstandes vor, indem er Probanden sogenannte moralische Dilemmata präsentiert. Dabei handelt es sich um kurze Geschichten, die von Verhaltensweisen auf der Grundlage zweier unterschiedlicher Normen erzählen (z. B. verübt ein Protagonist eine kriminelle Handlung, um das Leben eines anderen Menschen zu schützen). Diese Normen (Menschen schützen, Gesetzestreue) sind im Rahmen der Geschichte nicht in Einklang zu bringen, sodass sie negative Konsequenzen verursachen, egal wie die Entscheidung ausfällt. Kolbergs Ziel ist dabei nicht die Auswahl einer richtigen moralischen Entscheidung, sondern die Auswertung der vorgebrachten Argumente zur Begründung der Entscheidung. So spielen auf der untersten, »präkonventionellen« Stufe der insgesamt sechs Stufen egozentrische Argumente von Lust und Unlust eine führende Rolle, unter anderem zur Vermeidung von Strafe durch Autoritäten. Auf den höheren, »postkonventionellen« Stufen werden zunehmend die Bedürfnisse anderer Menschen berücksichtigt und abstrakte ethische Prinzipien abgewogen, die über die Befolgung von Gesetzen oder Erwartungen anderer hinausgehen.

Durch Diskussion derartiger moralischer Dilemmata wird in der Erziehungswissenschaft eine Förderung der moralischen Entwicklung für möglich gehalten.

2.1.2 Bedeutung moralbezogener Ansätze in der Psychotherapie

Wissenschaftliche Studien zu Menschen, die traumatischen Situationen ausgesetzt waren, insbesondere zu Einsatzkräften, haben immer wieder eine hohe psychische Belastung für die Betroffenen und ihr jeweiliges soziales Umfeld aufgezeigt. Gleichzeitig zeigten sich Schwierigkeiten, geeignete therapeutische Ansätze zu entwickeln, die den spezifischen Bedürfnissen von Einsatzkräften gerecht werden und nachhaltig wirksam sind. Diese Problematik hat bis in die jüngste Zeit eine umfangreiche Forschungsaktivität zu innovativen therapeutischen Elementen gefördert, die die klassischen traumatherapeutischen Methoden ergänzen und ihre Wirksamkeit verbessern sollen.

Eine Zielrichtung derartiger Bemühungen, die gerade in den letzten Jahren im englischsprachigen Raum deutlich an Dynamik gewonnen hat, stellen Ansätze dar, die sich mit persönlichen Wertorientierungen und moralischen sowie spirituellen Fragestellungen auseinandersetzen. Diese scheinen insbesondere für Einsatzkräfte vielversprechend, da im Einsatzdienst menschliche Grenzsituationen wie der Umgang mit Verletzungen oder auch Todesfällen zum Berufsalltag gehören. Diese berühren existenzielle Erlebnisdimensionen und lösen entsprechende moralische Reflexionen und Konflikte aus.

Allerdings führt die häufig zu beobachtende Systemkultur von Einsatzkräften, wie z. B. die Betonung von hierarchischen und »männlichkeits«-bezogenen idealen (keine Schwächen zu zeigen, Probleme für sich zu behalten etc.) zu verstärkten Ängsten vor Stigmatisierung und einer verminderten Bereitschaft, diese »weichen« Aspekte der Verarbeitung traumatischer Situationen ernstzunehmen, auszudrücken und psychisch zu integrieren. Diese Diskrepanz verstärkt die Notwendigkeit einer systematischen Thematisierung durch präventiv und/oder therapeutisch tätige psychosoziale Unterstützungssysteme. Im Folgenden sollen exemplarisch einige der potenziell hilfreichen Ansätze beschrieben werden.

2.1.3 Moralbasierte Theorie- und Therapiekonzepte

Religiöse Glaubenssysteme können sicher als einer der frühesten Ansätze verstanden werden, Menschen in Krisensituationen einen Halt zu vermitteln, indem sie die Etablierung eines ethischen »Koordinatensystems« unterstützen. In dieses können die oft tief verunsichernden Erfahrungen aus Grenzsituationen zumindest in Teilen eingeordnet werden, was wesentlich zu einer psychischen Stabilisierung beitragen kann.

Dementsprechend konnte in verschiedenen psychometrischen Studien an Einsatzkräften, wie z. B. im militärischen Kontext, gezeigt werden, dass sich stärker ausgeprägte religiöse Überzeugungssysteme positiv auf die psychische Stabilität und Gesundheit auswirken (Büssing et al. 2012). In ähnlicher Weise waren Zusammenhänge zwischen persönlichen Wertorientierungen und psychischer Belastung Gegenstand wissenschaftlichen Interesses, auf die im Folgenden noch näher eingegangen wird (Zimmermann et al. 2014).

In amerikanischen Schriften wurde unter anderem das Hardiness-Konzept untersucht. Es bezeichnet eine persönliche Haltung, die geprägt ist von Pflichtgefühl und Verbundenheit mit den Interessen der jeweiligen Gemeinschaft und von der Tendenz, eigenes Handeln als kontrollierbar und als eine Herausforderung zu erleben. Untersuchungen haben gezeigt, dass Hardiness mit einer besseren psychischen Gesundheit bei Einsatzkräften assoziiert ist (Maddi 2004).

Immer wieder stellte sich bei solchen Untersuchungen die Frage, ob die jeweiligen moralbezogenen Einstellungen als zeitstabile Persönlichkeitsfaktoren aufzufassen sind oder ob sie sich im Rahmen traumatischer Belastungen auch dynamisch mitverändern und damit Teil eines umfassenden Verarbeitungsprozesses werden. Besonders deutlich wird diese Verknüpfung von Krankheitsentwicklung und persönlicher Reifung am Beispiel des »posttraumatischen Wachstums« (Posttraumatic Growth nach Tedeschi & Calhoun 2009): Die Entdecker dieses Phänomens beschrieben moralische Wachstumsprozesse, die sich nach dem Erleben einer traumatischen Situation parallel zu psychischen Symptomen entwickeln können. Diese reichen von einer Neudefinition persönlicher Ziele und Schwerpunkte über ein verstärktes altruistisches Interesse am sozialen Umfeld und der Gesellschaft bis hin zu einer spirituellen Reifung.

Diese Beispiele stellen nur eine kleine Auswahl aus einer Vielzahl verfügbarer Denkmodelle zu moralischen Aspekten im Zusammenhang mit Traumatisierungen dar. Bei der nachfolgenden detaillierteren Beschreibung einiger therapeutisch nutzbarer Ansätze wird aufgezeigt, wie eine Integration in psychotherapeutische Prozesse gelingen kann.

2.1.4 Definition und allgemeine Bedeutung von Wertorientierungen

Die Auseinandersetzung mit einem allgemeingültigen Wertekanon ist für die Entwicklung vieler gegenwärtiger, aber auch früherer Gesellschaftsformen von großer Bedeutung gewesen. Neben individuellen Wertorientierungen sind dabei auch globale, zeitübergreifend gültige Werte für das soziale Miteinander prägend. So finden sich beispielsweise in den fünf Weltreligionen zahlreiche einander ähnelnde Grundwerte (Frey 2015).

Vielfältige soziologische und philosophische Konzepte haben sich mit Werten auseinandergesetzt. In der heutigen Zeit wird beispielsweise eine Unterteilung in kollektivistische und individualistische Weltkulturen diskutiert, wobei in den eher im asiatischen Raum vertretenen kollektivistischen Kulturen das Wohl der Allgemeinheit, der Familie, Verwandtschaft oder gesellschaftlicher Gruppierungen im Vordergrund stehen, in den westlich geprägten individualistischen Kulturen dagegen mehr die persönliche Selbstverwirklichung.

Wertewandel

Werte können sich im Zeitverlauf offenbar auch wandeln: auf der individuellen Ebene z. B. durch Lebensbelastungen und soziale Veränderungen, auf gesellschaftlicher Ebene durch globale Trends oder Ereignisse von substanzieller Bedeutung, wie etwa Krisen oder Kriege. Diese wirken sich nicht selten transgenerational aus. So wird seit den 1980er-Jahren in den westlichen Gesellschaften ein Wertewandel beschrieben, der unter anderem auf sich verändernde Erziehungsstile zurückzuführen ist und sich in Begrifflichkeiten wie »Generation X«, »Generation Y« oder Generation Z« abbildet.

Werte und Normen

Besonders nachhaltig können Werte zur Geltung kommen, wenn sie in der gesellschaftlichen Meinungsbildung offen diskutiert und zu gemeinsam getragenen Leitbildern für die Entscheidungsfindung weiterentwickelt werden. Aus solchen Werten leiten sich soziale Normen ab, die dann konkrete Erwartungen an das Verhalten des Einzelnen begründen. So kann zum Beispiel aus dem Wert »nachhaltiges Denken und Handeln« mit dem Zielzustand »nachhaltige Gesellschaft« die Norm »Trenne den Müll« abgeleitet werden (Frey 2015).

Wertetheorien

Der Sozialwissenschaftler Clyde Kluckhohn beschäftigte sich schon in den 1950er-Jahren mit der Beschreibung und Operationalisierung von Wertorientierungen. Er verstand Werte als allgemeine Grundsätze menschlichen Erlebens und Bewertens, die im Sinne einer Orientierung oder eines »Verhaltenskompasses« längerfristig handlungsbestimmend sind.

Auf der Basis umfangreicher empirischer Studien entwickelten Milton Rokeach und Shalom Schwartz die wissenschaftlichen Vorstellungen von Werten weiter. Rokeach ging davon aus, dass Werte handlungsleitende Überzeugungen darstellen, aufgrund derer in einer konkreten Situation eine Vorgehensweise (instrumenteller Wert) oder ein Zielzustand (terminaler Wert) ausgewählt werden und die das Verhalten maßgeblich bestimmen. Nach seiner Auffassung verfügen Menschen nur über einige wenige Werte, die durch kulturelle, gesellschaftliche und persönliche Einflüsse geprägt werden.

Der israelische Forscher Schwartz hat bei seinen Untersuchungen zunächst 10, später 19 Wertekategorien beschrieben. Die folgende Tabelle 2-1 gibt dazu einen Überblick (Schmidt et al. 2007; Schwartz 1992).

Tabelle 2-1 Überblick über Wertekategorien nach Schwartz (1992) und Schmidt et al. (2007)

Wert	Definition/Zielorientierung
Universalismus	Verständnis, Toleranz und Schutz für das Wohlbefinden aller Menschen und der Natur
Benevolenz	Erhaltung und Förderung des Wohlergehens von nahestehenden Menschen
Konformität	Unterdrückung von Handlungen und Aktionen, die andere verletzen und soziale Erwartungen gewalttätig erzwingen
Tradition	Respekt und Verpflichtung gegenüber den kulturellen oder religiösen Bräuchen und Ideen
Sicherheit	Sicherheit und Stabilität der Gesellschaft, der Beziehung und des eigenen Selbst
Macht	Sozialer Status, Dominanz über Menschen und Ressourcen
Leistung	Persönlicher Erfolg gemäß den sozialen Standards
Hedonismus	Freude und sinnliche Befriedigung
Stimulation	Verlangt nach Abwechslung und Stimulation, um auf ein optimales Niveau von Aktivierung zu gelangen
Selbstbestimmung	Unabhängiges Denken und Handeln

Schwartz verstand Werte als »desirable, transsituational goals, varying in importance, that serve as guiding principles in the life of a person or other social entity« (Schwartz 1994, S. 21).

Die einzelnen Wertorientierungen können zu ähnlichen oder voneinander abweichenden, quasi gegenteiligen Handlungen führen. Diese Überlegungen führten zu dem Modell einer kreisförmigen (zirkumplexen) Anordnung der Werte, bei der benachbarte Positionen Ähnlichkeiten aufweisen und einander gegenüberliegende eher zu gegensätzlichen Verhaltensmustern führen (siehe Abb. 2-1). So geht etwa der Wert Benevolenz mit einer besonderen Orientierung am Wohlergehen nahestehender Personen einher. Derart geprägte Menschen übertragen dieses Bestreben oft auch auf alle Menschen und die Natur (der Wert Universalismus), sodass beide Werte parallel zueinander auftreten und im Wertekreis nebeneinanderliegen.

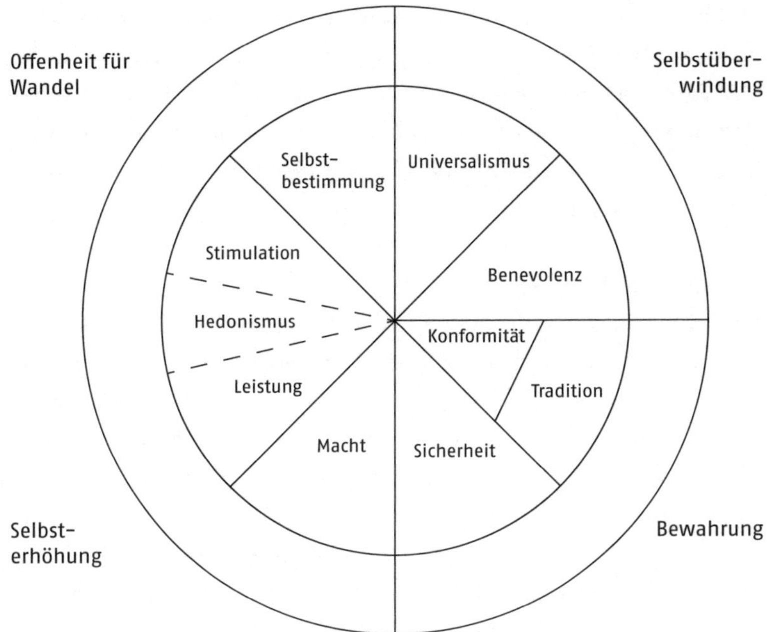

Abbildung 2-1 Theoretisches Modell der Beziehungsstruktur zwischen den zehn motivationalen Wertetypen (aus Schmidt et al. 2007, mit freundlicher Genehmigung)

Demgegenüber hat die eigene sinnliche Befriedung bei hoher Benevolenz nur einen geringen Stellenwert, sodass Hedonismus sozusagen als gegenteiliger Wert auf der gegenüberliegenden Seite des Kreises positioniert ist.

In mehr als 200 Studien in 60 Ländern haben sich die zehn Wertetypen und deren zirkumplexe Struktur im Wesentlichen bestätigen lassen (Schwartz 1992).

Werte und psychische Belastung

Zimmermann et al. (2014) haben bei Bundeswehrsoldaten verschiedene Zusammenhänge zwischen Wertorientierungen und psychischer Belastung bzw. Erkrankung feststellen können (Zusammenfassung im Reader des Psychotraumazentrums unter www.berlin.bwkrankenhaus.de). Ein stark ausgeprägter Wert Benevolenz scheint beispielsweise bei der Verarbeitung eines Auslandseinsatzes zu einer erhöhten psychischen Symptomschwere beizutragen, vor allem bei posttraumatischem Stress und Depression. Demgegenüber wirkt Hedonismus offenbar protektiv. Dieser Befund wurde unter anderem damit erklärt, dass benevolente Soldatinnen an dem in Auslandseinsätzen häufig zu beobachtenden Leid der Zivilbevölkerung emotional stärker beteiligt sind.

Fallbeispiel

Ein Soldat mit benevolenten Wesenszügen beobachtet in seinem Auslandseinsatz einen ca. 5-jährigen Jungen, der im Winter bei Frost auf der Straße bettelt und dabei nur unzureichend bekleidet ist. Dieser erinnert ihn an seinen eigenen Sohn, der etwa im selben Alter ist. Er grübelt in der Folgezeit häufiger darüber nach, ob er diesem und auch anderen Kindern im Lande nicht mehr hätte helfen sollen, und empfindet dabei Schuldgefühle.

Seine hedonistische Kameradin hat zwar die gleichen Beobachtungen gemacht, steht aber auf dem Standpunkt, ohnehin nicht allen Menschen helfen zu können, und weiß eher den Wohlstand in Deutschland zu schätzen.

Longitudinale Untersuchungen, bei denen die Messungen vor und nach einem Einsatz stattfinden, zeigen, dass zudem die Werte Tradition und Konformität vor der Entwicklung von Depression im Einsatzverlauf schützen. Eine Stärkung dieser Haltungen könnte sich daher als Ziel moralisch-präventiver Ausbildungsprogramme anbieten, z. B. durch die Förderung eines kollektiven Traditionsbewusstseins (Zimmermann et al. 2017).

Tradition wirkte sich auch auf den Verlauf von Psychotherapien aus. Bei der Behandlung alkoholkranker Soldaten führte eine stärkere Ausprägung dieses Wertes zu besseren therapeutischen Ergebnissen (Zimmermann et al. 2015).

Obwohl zu den Zusammenhängen zwischen Werten und psychischer Gesundheit noch umfangreiche Forschungsarbeit erforderlich ist, ermutigen diese ersten Erkenntnisse dazu, Wertorientierungen in der Behandlung traumatisierter Einsatzkräfte stärker zu berücksichtigen.

2.1.5 Moralische Verletzungen (Moral Injury)

Eine für Einsatzkräfte besonders relevante Dimension der Auseinandersetzung mit Wertorientierungen wird erreicht, wenn Werte und Moralvorstellungen durch traumatische Ereignisse verletzt werden (engl. Moral Injury).

Definitionen moralischer Verletzungen

Einen ersten schlüssigen Ansatz für eine Definition von moralischen Verletzungen, der aus der Arbeit mit traumatisierten Vietnamveteranen entstand, legte Jonathan Shay (1998) in den 1990er-Jahren vor. Dabei brachte er das Epos »Ilias« des altgriechischen Dichters Homer über den Kampf um die kleinasiatische Stadt Troja mit der psychischen Verfassung dieser Veteranen in Verbindung und arbeitete zahlreiche Parallelen zu den Verhaltensweisen des griechischen Kämpfers Achill heraus.

Der US-amerikanische Forscher und Kliniker Brett Litz (Litz et al. 2009), der seit vielen Jahren amerikanische Kriegsveteranen betreut, hat diesen Ansatz vertieft und erheblich dazu beigetragen, sie zur Grundlage klinisch therapeutischer Behandlungen weiterzuentwickeln. Die von ihm mitgestaltete Therapieform »Adaptive Disclosure« wird in Kapitel 2.2.2 genauer beschrieben.

> Litz versteht moralische Verletzungen als Erfahrungen, bei denen ein Individuum Handlungen verübt, als Zeuge erlebt, nicht verhindert oder davon erfährt, die mit tief verwurzelten moralischen Überzeugungen und Erwartungen in Widerspruch stehen.

Andere Wissenschaftler schlugen ergänzend vor, für die Entstehung moralischer Verletzungen hochgradig belastende und traumatisierende Auslösesituationen zur Bedingung zu machen. Dies soll dazu beitragen, objektivierbare Kriterien zu entwickeln, die das moralisch Konflikthafte definieren, ohne dass diese zwingend von der subjektiven Bewertung des Einzelnen abhängig wären. Auf ähnliche Weise ist auch das Traumakriterium für die posttraumatische Belastungsstörung zu verstehen (s. Kap. 1.1.1). Allerdings muss wohl bezweifelt werden, ob es tatsächlich gelingen kann, die Bedeutung von Ereignissen völlig von dem individuellen moralischen Erleben und entsprechenden Bewertungen der Betroffenen abzukoppeln.

Varianten moralischer Verletzungen

Im Verlauf kam es zu verschiedenen Weiterentwicklungen des Moral-Injury-Konzeptes: So wurde herausgearbeitet, dass es einen wesentlichen Unterschied für die Verarbeitung macht, ob das Erleben in einer aktiv handelnden Rolle als »Täter« oder als Beobachtender bzw. Opfer moralischer Verfehlungen erfolgt. Ebenso ist es ein Unterschied, ob sich die Geschehnisse willentlich geplant oder eher zufällig entwickelten. Diese Bedingungen haben Auswirkungen auf die psychischen Reaktionen nach moralischen Verletzungen, z.B. auf das Schulderleben (Litz & Kerig 2019). In Kapitel 5 werden diese Problematiken unter einem therapeutischen Blickwinkel vertieft.

Eine moralische Verletzung in einer Beobachter- oder Opferrolle kann beispielsweise entstehen, wenn Rettungskräfte bei einem Einsatz beobachten, wie unbeteiligte Passanten schwer verletzte Opfer filmen oder wenn Soldaten in einem Auslandseinsatz Zeugen von Gewalttaten gegen Frauen oder Kinder werden.
In der Rolle als aktiv Handelnde (»Täter«) liegt ein moralisches Verletzungspotenzial z. B. im Gebrauch von Schusswaffen bei Polizisten und Soldaten. Das gilt auch für Rettungskräfte in Situationen, in denen es so viele Verletzte bei einem Unglück gibt, dass nicht alle zugleich adäquat versorgt werden können.

2.1.6 Pathogenese moralischer Verletzungen

Moralischer Stress und moralische Verletzung

Wie bereits geschildert, kann sich die Auseinandersetzung mit moralisch relevanten Ereignissen unterschiedlich intensiv und/oder krankheitswertig vollziehen. Moralische Herausforderungen sind im Alltagsleben häufig. Menschen werden immer wieder mit Ereignissen konfrontiert, die eine moralische Relevanz für sie selbst haben und entsprechende Bewertungen und Handlungen erfordern. Bei mangelndem Erfolg dieser Handlungen kann es zu einer moralischen Frustration kommen. Ein Beispiel ist die Sorge um Umweltschutz und Ressourcenverbrauch.

Ein moralischer Stressor tritt dann ein, wenn durch das Verhalten anderer Personen moralische Grenzen überschritten werden. Im Gegensatz zur moralischen Verletzung ist bei dem moralischen Stress die Erschütterung weniger tief, sodass sie nicht so sehr als Eingriff in die eigenen inneren Strukturen empfunden wird und die Handlungsfähigkeit in der Regel erhalten bleibt. Ein Beispiel wäre etwa unzuverlässiges Verhalten nahestehender Bezugspersonen, das in Alltagssituationen zu Konflikten führt.

In der ausgeprägtesten und leidvollsten Form kann es zu einer moralischen Verletzung kommen, die eine Reihe von psychisch relevanten Folgen haben kann (»Moral Injury Syndrome«). In den letzten Jahren ist zu dieser Thematik umfangreich geforscht worden, eine Zusammenfassung findet sich bei Griffin et al. (2019).

Eine wesentliche Herausforderung bestand darin, Modelle zu entwickeln, die erklären, welche pathogenetischen Prozesse zu einer krankheitswertigen Entwicklung beitragen können. Entsprechende Studien wurden vor allem mit Soldaten durchgeführt, aber auch mit anderen Einsatzkräften wie Polizisten. Es gibt auch Untersuchungen mit geflüchteten Menschen.

Einflussfaktoren

Als wichtiger Einflussfaktor in der Pathogenese stellte sich wiederholt die soziale Unterstützung heraus. Je zuverlässiger nach einem Ereignis soziale Unterstützungssysteme wirksam werden, desto seltener entwickeln sich krankheitswertige psychische Veränderungen.

Aber auch die unmittelbaren Umstände der Entwicklung der moralischen Verletzung sind von Bedeutung. So wirken sich beispielsweise das Gesamtumfeld (Kriegs-/Bürgerkriegsgebiet etc.) sowie das Verhalten von anderen Beteiligten, wie von Kollegen/Kameraden, Führungspersonen, auf den Verarbeitungsprozess aus. Einfluss haben auch interkulturelle Problematiken in einem Einsatzgebiet, z. B. die der dortigen Bevölkerung entgegengebrachte Wertschätzung.

Eine beeindruckende und zugleich bedrückende Analyse findet sich bei Benjamin Ferencz, der mit 101 Jahren einzige noch lebende Chefankläger der »Nürnberger Prozesse« 1946/47. Er sprach über kriegsbedingte moralische Veränderungen und Verletzungen bei 22 hochrangigen SS-Offizieren, die er vor Gericht brachte:

> »Sie waren *nicht* im Innersten böse. Um eben genau das auszuschließen, hatte ich [für die Anklage] Menschen ausgesucht, die sehr gebildet waren. Ihre Verbrechen hatten aber einen Grad von Unmenschlichkeit, dass man sich nicht vorstellen kann, dass Menschen überhaupt dazu fähig sind. Dass man etwa ein Baby mit einem Kopf gegen die Wand schlägt, um es zu töten. Aber sie hielten sich nicht für böse. Sie waren überzeugt, ihrem Land zu dienen. Ich habe gelernt, dass jeder Krieg dazu führen kann, dass eigentlich anständige Menschen sich in Massenmörder verwandeln.« (Ferencz 2020, o.S.)

Eine besondere Konstellation entsteht dann, wenn Menschen im Einsatzdienst getötet werden müssen: Dies kann mit einer ausgeprägten sozialen Isolation, mit Beziehungsproblemen und Aggressivität einhergehen, zudem auch mit einer geringen Bereitschaft, über das Erlebte zu sprechen (Maguen et al. 2017).

Zusätzlich wurden biografische und persönlichkeitsbezogene Faktoren bei der Krankheitsentstehung untersucht. Konflikte in der Kindheit oder Jugend wirkten sich beispielsweise symptomverstärkend aus, insbesondere wenn sie zu einem geringeren Selbstwertgefühl oder einer Tendenz zur Selbstbeschuldigung und Generalisierung führten (»Immer bin ich es, dem so etwas passiert«, »Ich bin kein wertvoller Mensch«) (Litz et al. 2009; Lammers & Ohls 2017).

Aus der individuellen Konstellation von Ereignis-, Schutz- und Risikofaktoren können verschiedene psychodynamische Entwicklungen ihren Ausgang nehmen.

Symptomentwicklung nach moralischen Verletzungen

Gemeinsam haben diese zunächst, dass das erlebte oder begangene Fehlverhalten als Widerspruch zu den eigenen verinnerlichten Werten und Normen wahrgenommen wird. Diese Dissonanz führt zu Bewertungen, die insbesondere dann als psychisch belastend empfunden werden, wenn sie generalisiert werden (»Alle Menschen aus dem … [Kulturkreis] sind böse/minderwertig«). Derartige Bewertungen gehen mit moralischen Gefühlen einher und ziehen veränderte Verhaltensweisen nach sich. Hier ist allerdings eine Differenzierung nach der Ausgangssituation erforderlich, nämlich ob die moralische Verletzung durch das Fehlverhalten anderer oder durch eigenes Fehlverhalten verursacht wird.

Moralische Verletzungen durch das Fehlverhalten anderer

War diese Situation vor allem durch das moralische Fehlverhalten *anderer* Personen gekennzeichnet, das die Betreffenden entweder als Opfer oder als Zeugen erlebten, stehen in der psychischen Verarbeitung in der Regel Enttäuschung und Zorn auf die Täter im Vordergrund. Dieser kann, wie auch später in den Manualen noch genauer ausgeführt wird (s. Kap. 4 und 5), auf das soziale Umfeld übertragen werden und z. B. mit gereizten oder aggressiven Verhaltensweisen im beruflichen oder auch im privaten Umfeld einhergehen. Bei Einsatzkräften können diese Aggressionen oft nicht mit dem Selbstbild vereinbart werden und führen zu Schuldgefühlen über das eigene Aggressionspotenzial. Dieses wiederum kann Depression und ein vermindertes Selbstwertgefühl nach sich ziehen.

> Nicht selten wendet sich die Aggression, wenn sie auf diese Weise gehemmt ist, auch gegen die eigene Person. Suizidales Verhalten kann dann die Folge sein.

Eine andere Variante autodestruktiven Verhaltens stellen stoffgebundene Süchte dar. Insbesondere Alkohol mit seinen spannungslösenden und subjektiv schlaffördernden Effekten bietet sich als »Hilfsmittel« an. Er verstärkt aber im Verlauf die Symptomatik erheblich, da er, neben vielen weiteren Folgen, wiederum Schuldgefühle hervorbringt. Ein Teufelskreis entsteht.

Moralische Verletzungen durch eigenes Fehlverhalten

Wenn *eigenes* moralisches Fehlverhalten den Ausgangspunkt der Entwicklung darstellt, stehen als Reaktionen Schuld und Scham im Vordergrund.

Schuld. Eine Beschreibung und Definition von Schuld sollte mehrere Ebenen berücksichtigen. Auf der *Ereignisebene* bezeichnet Schuld die Geschehnisse selbst, bei denen etwas getan worden ist, das die Grenzen anderer Menschen verletzt hat (z. B. Diebstahl ist eine Schuld). Schuld hat gegebenenfalls auch rechtliche Folgen. Auf der Ebene der *sozialen Beziehung* geht Schuld mit einem Vorwurf einher, einer *Beschuldigung*, einer moralischen Entwertung. Sie beinhaltet ein Urteil über den Schuldiggesprochenen, z. B. dass er wertlos oder bösartig sei. Somit hängt Schuld auch von der Beziehung zwischen den Beschuldigern und den Beschuldigten ab. Sie kann zur Ausstoßung aus der Gemeinschaft führen. Beschuldigung ist dabei nicht zwingend daran gebunden, dass tatsächlich ein schuldhaftes Verhalten vorgelegen hat. Gemeinschaften können auch beschuldigen, ohne dass objektive Schuld vorliegt. Ein häufig diskutiertes Beispiel ist die Ausgrenzung von Migranten (»Ausländer nehmen uns die Arbeitsplätze weg«) (Bauriedl 2001).

Schuldgefühle. Schuld kann im Rahmen der psychischen Verarbeitung zu *Schuldgefühlen* führen. Diese können sich zum einen aus der Erkenntnis ergeben, anderen Menschen Leid zugefügt zu haben. Die dazugehörigen Gedanken und Gefühle sind auf diese Situation selbst bezogen: »Ich habe in der Situation X einen Fehler gemacht.« Schuldgefühle können aber auch entstehen durch Verinnerlichung/Introjektion von Beschuldigungen aus dem sozialen Umfeld (z. B. »Auslandseinsätze sind sinnlos, Soldaten richten Schaden an.«); d. h., hier wird das Verhalten der Umwelt, z. B. die Entwertung, Teil der inneren Realität (»Es war falsch, mich für den Einsatz zu melden«). Hier ist der Übergang zur Scham fließend (s. nächsten Punkt).

Schuldgefühle können erleichtert werden durch Gedanken und/oder Handlungen, die eine Wiedergutmachung, d. h. einen Ausgleich des verursachten Schadens beinhalten. Dies kann beispielsweise durch Bereuen, Sich-Entschuldigen, Entschädigung etc. geschehen, aber auch durch symbolisch ausgleichende Aktivitäten wie ein ehrenamtliches Engagement, karitative Spenden. Damit geht die Verarbeitung von Schuld mit einem konstruktiven Impuls einher, sie führt bei den Betroffenen zu einer psychischen Aktivierung.

Scham. Bestehen Schuldgefühle über längere Zeit und können nicht kompensiert werden, können sie zu einem bestimmenden psychischen Thema werden, sich von der Ursprungssituation lösen und das Erleben und Handeln im Alltag immer mehr beeinflussen. Schulderleben wird zum Bestandteil der Persönlichkeit – Scham entsteht. Diese geht mit einer Erschütterung des inneren Wertegefüges einher, einer Veränderung des Selbst und der sozialen Bezüge (Lammers & Ohls 2017). Bei Einsatzkräften führen Stigmatisierungsängste häufig dazu, dass sich die Betroffenen erst mit einer mehrmonatigen oder sogar mehrjährigen Latenz zu einer Behandlung entschließen können. Zu diesem Zeitpunkt können die dargestellten Mechanismen schon weit fortgeschritten sein und Scham kann bereits einen hohen Stellenwert im intra- und interpersonellen Erleben einnehmen.

Intrapersonelle Scham kann, auf der Grundlage empfundener eigener Minderwertigkeit, zu einer geringeren Selbstfürsorge und Selbstakzeptanz führen. Positive, genussvolle, erfolgreiche Momente des Lebens erhalten eine deutlich geringere Beachtung als Fehler, Schwächen, Selbstkritik oder andere negative Ereignisse. In extremen Fällen entsteht die unbewusste oder vorbewusste Überzeugung, Bestrafung verdient zu haben. Insbesondere diese Tendenz kann psychotherapeutische Heilungsprozesse erschweren: Wenn psychisches Leid als eine solche Strafe gedeutet wird, kann eine beginnende therapeutische Verbesserung von Befindlichkeit und Lebensqualität als

»unverdient« erlebt und gegebenenfalls abgewehrt werden. Widerstände sind die Folge, die sich z. B. in einem unbewussten, etwa körperlich ausgestalteten Symptomanstieg oder auch in vermindertem therapeutischem Engagement äußern können. Auch Verzögerungen und Blockaden bei der Wiedereingliederung in Arbeitsprozesse (berufsbezogene Rehabilitation) können in diesem Rahmen vorkommen.

Interpersonelle Scham. Diese negative Selbstwahrnehmung kann Auswirkungen auf die sozialen Beziehungen haben. Sie kann zu einem Gefühl der mangelnden sozialen Attraktivität und zu Unsicherheit in sozialen Beziehungen und letztlich zu einem sozialen Rückzug führen; wir sprechen hier von der interpersonellen Scham.

Stehen Abwehrmechanismen wie »Verleugnung« (von Scham) oder »Verkehrung ins Gegenteil« im Vordergrund, dann kann es aber auch zu betont selbstbezogenen, zum Teil aggressiv, arrogant oder sarkastisch wirkenden Ausdrucksformen kommen. In dieser Form versucht die Psyche, etwas vereinfacht formuliert, sich davor zu schützen, die eigene Verletzlichkeit wahrzunehmen.

Die Entwicklung von Schuld und Scham wird auch dadurch bestimmt, wie ein Mensch generell mit sich umgeht, d. h., welche Erwartungen er an sich selbst stellt, wie er mit Lob und Kritik umgeht, welchen Stellenwert er der Selbstfürsorge gibt etc. Diese Verhaltensmuster haben in der Regel biografische Wurzeln: Sind bereits durch negative Lernerfahrungen (z. B. vermittelt durch die Eltern) überstrenge, autodestruktive Tendenzen (ein »rigides Über-Ich«) angelegt, kann eine Entwicklung zu chronifizierter Scham begünstigt werden (Lammers & Ohls 2017).

Die psychoanalytische Perspektive der Traumaverarbeitung kann bei der Vertiefung dieser Zusammenhänge hilfreich sein, weshalb sie im Folgenden gesondert erläutert wird.

Psychoanalytische Perspektive zur Entstehung von Scham

Judith Herman (2018) schreibt über die Folgen von traumatischem Erleben:

»Das sichere Gefühl, mit schützenden und sorgenden Menschen verbunden zu sein, ist die Grundlage der Persönlichkeitsentwicklung. Wird die Verbundenheit zerstört, verliert der Traumatisierte sein fundamentales Selbstgefühl. Entwicklungskonflikte aus Kindheit und Jugend, die seit Langem bewältigt sind, brechen wieder auf. Das Trauma zwingt den Betroffenen, alle früheren Kämpfe um Autonomie, Initiative, Kompetenz, Identität und Intimität noch einmal durchzustehen.

Das Kind entwickelt ein positives Selbstgefühl, wenn die Bezugsperson behutsam und gütig mit ihrer Macht umgeht. Wenn der Vater oder die Mutter, die so viel mächtiger sind als das Kind, dennoch die Individualität und Würde des Kindes in gewissem Rahmen anerkennen, fühlt sich das Kind geliebt und respektiert und entwickelt Selbstachtung. Außerdem entwickelt es Autonomie, d. h. ein Gefühl für seine Grenzen innerhalb einer Beziehung. Es lernt, seine Körperfunktionen zu kontrollieren und zu beherrschen und seinen Standpunkt zu formulieren und auszudrücken.

Traumatische Ereignisse verletzen die Autonomie des Menschen auf der grundlegenden Ebene körperlicher Unversehrtheit. Der Körper wird angegriffen, verletzt, geschändet. Das Opfer verliert häufig die Kontrolle über die Körperfunktionen, in den Berichten von Kampf und Vergewaltigung wird dieser Kontrollverlust oft als besonders erniedrigender Aspekt des Traumas geschildert. […] Das traumatische Ereignis zerstört damit den Glauben, dass man in Beziehung zu anderen ein eigenständiges Selbst bewahren kann.

Eine unvollständige Bewältigung der normalen Konflikte im Laufe der Entwicklung zur Autonomie macht anfällig für Scham und Zweifel. Dieselben Reaktionen tauchen als Folge traumatischer Ereignisse wieder auf. Scham ist eine Antwort auf die Ohnmacht, die Verletzung der körperlichen Unversehrtheit und die Entwürdigung vor den Augen anderer.« (Herman 2018, S. 64 f.)

Eine weitere psychodynamische Verbindung zwischen traumatischen Situationen und moralischen Verletzungen stellt Seidler (2013) her. Er spricht von einer Auslöschung von Subjekthaftigkeit und der Daseinsberechtigung der betroffenen Person in ihrem subjektiven Erleben als Folge eines traumatischen Ereignisses. Es kommt zu dem Gefühl, fremd zu sein, nicht mehr dazuzugehören, sich nicht mitteilen zu können, aus dem Kontext der Welt herausgefallen zu sein. Dies führt dazu, dass neue Erfahrungen und Wahrnehmungen »keinen Besitzer vorfinden«, dem sie zur Verfügung stehen könnten. Dieser Verlust an Sinn, basierend auf einem Verlust des Gefühls für sich selbst, geht mit einem deutlich verminderten Bezug zu Wert oder Unwert überhaupt einher, es sprengt den existenziellen Zusammenhalt. Dieser Mechanismus wiederum ist integraler Bestandteil des Konstrukts moralischer Verletzungen.

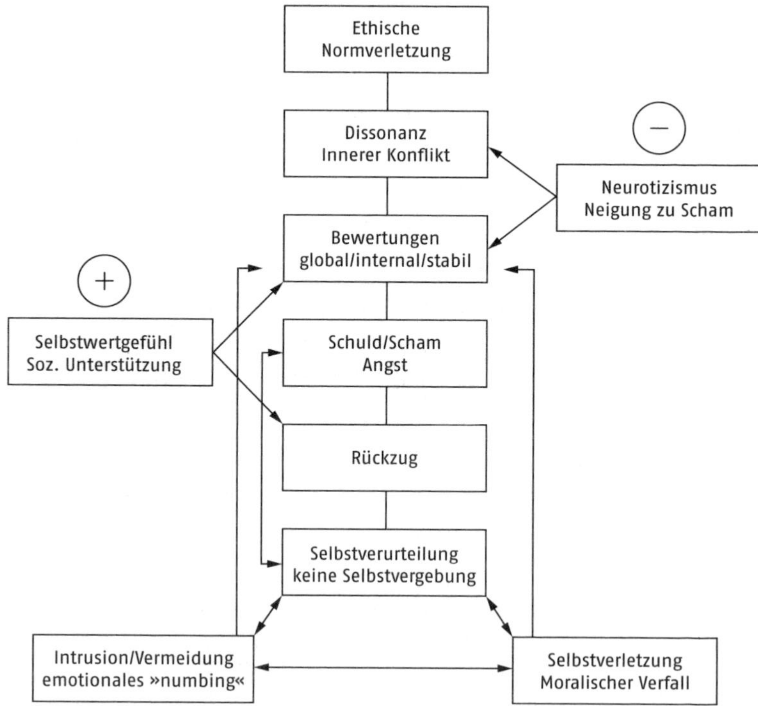

Abbildung 2-2 Mögliche Folgen ethischer Normverletzungen und Einflussfaktoren (nach Siegel et al. 2014)

Abbildung 2-2 fasst die wichtigsten Aspekte der dargestellten Dynamiken zusammen.

Diagnostische Abgrenzung

Zum besseren Verständnis moralischer Verletzungen kann es beitragen, diese von anderen Varianten psychischer Traumafolgen wie der PTBS abzugrenzen. Zu beiden Themen gibt es umfangreiche Literatur, die sich beispielsweise damit auseinandersetzt, ob eine moralische Verletzung überhaupt ein krankheitswertiges klinisches Syndrom (»Moral Injury Syndrome«) darstellt oder ob es sich dabei vielmehr um eine natürliche und »gesunde« Anpassungsleistung nach moralisch konflikthaftem Erleben handelt.

Alternativ wird erwogen, moralische Verletzung als eine Sonderform der PTBS zu verstehen. Für die Gemeinsamkeit spricht eine erhebliche symptomatische Überschneidung, die unter anderem ein sich aufdrängendes Wiedererleben (Intrusionen), emotionale Verflachung und Vermeidungsverhalten umfasst (Litz et al. 2009).

Auf der anderen Seite sind moralische Verletzungen im Gegensatz zur PTBS in nicht wenigen Fällen auch auf Situationen zurückzuführen, die das Kriterium der Lebensbedrohlichkeit gar nicht erfüllen – wenn beispielsweise in Kriegsgebieten lokale Zerstörungen, das Leid und die Lebensverhältnisse der Zivilbevölkerung beobachtet werden. (In derartigen Fällen steht die moralische Verletzung, wenn sie denn klinisch-diagnostisch gefasst werden soll, eher den Anpassungsstörungen [ICD-10: Nr. F 43.2] nahe).

Zudem hat im klinisch-therapeutischen Kontext die Thematik von Schulderleben und Schuldzuweisungen sowie auch Zorn gegenüber Aggressoren bei moralischen Verletzungen einen deutlich höheren Stellenwert als bei einer alleinigen PTBS.

In einer neueren faktorenanalytischen Studie mit amerikanischen Soldaten (Bryan et al. 2018) konnte gezeigt werden, dass moralische Verletzungen und die PTBS zu voneinander abgrenzbaren Syndromen geordnet werden können, die jedoch symptomatologische Überschneidungen aufweisen. Lagen beide bei den Probanden parallel vor, war mit einem erhöhten Risiko für suizidales Verhalten zu rechnen.

Psychometrische Testdiagnostik

Wertorientierungen und moralische Verletzungen können mithilfe von psychometrischen Testungen standardisiert erfasst werden. Eine derartige Messung kann es erleichtern, Zusammenhänge mit anderen psychischen Belastungen und Erkrankungen zu erkennen; zudem sind Verlaufserhebungen möglich, z.B. um therapeutische Effekte zu beschreiben.

Die folgende Auswahl hat sich in der therapeutischen Arbeit mit Einsatzkräften bewährt, erhebt aber keinen Anspruch auf Vollständigkeit.

Der israelische Forscher Schwartz hat mit dem »Portrait Values Questionnaire« (PVQ) ein Instrument vorgelegt, mit dem 10 grundlegende Wertorientierungen erfasst werden können. Den Probanden werden kurze Porträts über das Verhalten fiktiver Personen vorgelegt, und die Aufgabe besteht darin, auf einer Skala den Grad der Ähnlichkeit mit eigenen Vorstellungen und Verhaltensweisen abzuschätzen. Später hat er eine weitere Fassung mit 19 Werten entwickelt, beide sind bis heute in Gebrauch (Schmidt et al. 2007; Schwartz et al. 2012).

Zur Testung moralischer Verletzungen sind verschiedene Optionen verfügbar. Die »Moral Injury Events Scale« erfasst moralisch verletzende Ereignisse sowohl durch das Verhalten anderer sowie auch durch eigene Handlungen. Der »Moral Injury Questionnaire – Military Version« erhebt zusätzlich eigene emotionale Reaktionen auf die Ereignisse (für einen Überblick siehe Frankfurt & Frazier 2016).

2.1.7 Soziale und physiologische Bedeutung von Wertorientierungen und moralischen Konflikten

Die psychischen und physiologischen Folgen moralischen Verhaltens und moralischer Verletzungen sind eng mit der sozialen Einbindung der Betroffenen verbunden. Soziale Werte und moralische Normen stärken das Zusammengehörigkeitsgefühl gesellschaftlicher Gruppen und schaffen ein Wir-Gefühl. Sie tragen dadurch zu einem Aufbau von Sicherheit in der Bezugsgruppe und zu einer psychosozialen Stabilisierung des Individuums bei. Ein Verstoß gegen

Normen führt demgegenüber zu einer gefühlten oder tatsächlichen Ausgrenzung von der Gruppe und zu sozialer Isolation.

Diese Prozesse waren in verschiedenen Studien mit physiologischen Korrelaten assoziiert, die durch moralische Gefühle vermittelt wurden. Eine moralische Verletzung durch *eigenes* Fehlverhalten führt, wie bereits erläutert, zu Scham, die mit einer verschlechterten Stimmung, mit einer Verminderung von Gefühlswahrnehmungen (Anhedonie) und Aktivität, mit Müdigkeit und einem allgemeinen Krankheitsgefühl einhergehen kann. Dazu kommen Anstieg des Blutdrucks, der Stresshormone wie Kortisol und der entzündungsfördernden Hormone (Zytokinen), bei aktiven Soldaten und Veteranen auch der Schmerzsensitivität.

Die Beobachtung moralischen Fehlverhaltens *anderer Personen* vermindert offenbar die allgemeine soziale Verbundenheit sowie das soziale Sicherheitsgefühl. Zorn und Verbitterung sind dazugehörige moralische Gefühle. Auch diese sind mit physiologischen Entsprechungen verknüpft, wie einem Anstieg der Stresshormone und des Blutdrucks (Jinkerson 2016).

2.1.8 Moralische Verletzungen in verschiedenen Berufsfeldern von Einsatzkräften

Moralische Verletzungen wurden in den letzten Jahren bei einer Reihe von Berufsgruppen untersucht, zumeist aus dem Bereich der Einsatzkräfte.

Moralische Verletzung bei medizinischem Personal. Die britische Psychologin Esther Murray (2019) hat sich mit moralischen Verletzungen von nichtärztlichen Beschäftigten im Rettungsdienst (Paramedics) und vom Notfallpersonal beschäftigt. Sie beschreibt das moralische Verletzungspotenzial anschaulich wie folgt:

> »When I sit down and talk to paramedics [...], they tell me what has stayed with them, the memories of deaths they have witnessed, the jobs that make their hearts sink every time, the effects

of seeing poverty and neglect day in, day out« (o. S.). Dabei erkennt sie eine spezifische Vulnerabilität von Rettungskräften für moralische Konflikte: »Many people who come to work in healthcare have chosen that arena for the precise reason that they want to be part of making things better for the greater good« (o. S.).

Moralische Verletzung bei der Polizei. Diese Einschätzung ist auch auf Polizeikräfte und Soldaten übertragbar. Papazoglou (Papazoglou & Chopko 2017) schreibt über die Polizei:

»Polizeikräfte haben die Aufgabe, Frieden und Ordnung aufrecht zu erhalten, Opfern von Verbrechen und Unfällen Trost zu spenden und Menschen aus Gefahren zu retten. Von dem Zeitpunkt des ersten Eintritts in die Polizeiakademie wird Polizeimitarbeitern ein Rollenbild vermittelt, das Integrität und Opferbereitschaft sowie auch die Bestrebung umfasst, zivile Opfer zu schützen und ihre Aufgaben bestmöglich zu erfüllen.
Bei manchen Gelegenheiten zeigt sich ein ›Gottessyndrom‹ (›God's syndrome‹), das mit der Phantasie und dem Selbstanspruch einhergeht, alle denkbaren Notlagen souverän bewältigen, alle Opfer retten und allen Menschen in Not helfen zu können. Wenn dann aber festgestellt werden muss, dass dies nicht immer möglich ist, entsteht moralischer Stress.« (o. S.)

Die psychischen Folgen derartiger Konflikte wurden in verschiedenen Untersuchungen beschrieben: Eine besondere Rolle spielt »Compassion Fatigue«, eine Ermüdung der Fähigkeit zum Mitgefühl für andere. Es besteht aber auch zu Erkrankungen wie der PTBS, Depression oder Panikstörung eine Verbindung (Papazoglou & Chopko 2017).

Moralische Verletzung beim Militär. Im militärischen Kontext finden sich moralische Verletzungen häufig im Zusammenhang mit Auslandseinsätzen. Soldaten kommen dabei mit fremden Kulturen in engen

Kontakt und damit auch mit Wertvorstellungen, die der eigenen Sozialisation widersprechen können. Sie geraten in Situationen, in denen sie Zeuge von Übertretungen moralischer Standards werden, z.B. in Form von Gewalt gegen Frauen oder Kinder. Aufgrund der »Rules of Engagement«, ein militärisches Regelwerk, das die Grundlage militärischen Handelns in Einsätzen bildet, ist ihnen dabei ein Einschreiten vielfach nicht gestattet. Teil des moralischen Verletzungsgefühls ist dann ein Erleben von Hilflosigkeit, Frustration und Zorn auf die Verursacher, aber auch auf vorgesetzte Autoritäten.

Daneben kann auch das eigene Handeln moralisch verletzend wirken. Müssen beispielsweise Schusswaffen eingesetzt werden, können sich die Betroffenen als Täter erleben und Zweifel an der Rechtmäßigkeit ihres Tuns entwickeln.

Eine besondere Situation kann bei der Rückkehr von Soldatinnen aus einem Einsatzgebiet ins Inland eintreten: Insbesondere nach längeren Einsätzen hat nicht selten ein Wandel von Wertorientierungen und damit einhergehend ein Entfremdungsprozess eingesetzt und die ehemaligen Einsatzteilnehmenden fühlen sich in ihrer Herkunftsgesellschaft nicht mehr verstanden oder akzeptiert.

In wissenschaftlichen Studien an deutschen Soldaten stellten sich insbesondere Einsatzsituationen mit Kontakt zur Zivilbevölkerung als moralisch verletzend dar, vor allem wenn das Fehlverhalten durch andere verübt wurde (z.B. Gewalttaten innerhalb der Bevölkerung). Die Häufigkeit und der Schweregrad von posttraumatischer und depressiver Symptombildung sowie von Suchtverhalten waren signifikant erhöht (Hellenthal et al. 2017). In amerikanischen Studien an im Irak eingesetzten Soldaten berichteten 25 % der Befragten, ethisch konflikthafte Situationen erlebt zu haben, in denen sie unsicher waren, wie sie sich hätten verhalten sollen. 10 % gaben sogar konkretes eigenes moralisches Fehlverhalten gegenüber Zivilisten an. Derartige Konflikte wirkten sich besonders schwerwiegend aus, wenn sie sich in einem Land abspielten, in dem es bereits seit längerer Zeit moralische Zerrüttung gab, z.B. in Bürgerkriegsgebieten. Offenbar wurden die Zustände insbesondere von jungen Soldaten als Rechtfertigung erlebt, eigene moralische Standards an die herrschenden Bedingungen anzupassen.

Eine gewisse Kompensation war möglich, wenn die verantwortlichen Führungskräfte gut ausgebildet und auch auf ethischer Ebene gereift waren. War dies nicht der Fall, kam es umso häufiger zu Fehlverhalten der Untergebenen. Weitere Einflussfaktoren waren Arbeiten unter Zeitdruck, eine schlechte Informationslage, Schlafmangel und widrige Lebensbedingungen (Thompson & Jetly 2014).

Moralische Verletzungen bei Journalisten. Moralische Verletzungen und ihre psychischen Folgen finden sich auch in bislang selten untersuchten Berufsfeldern, wie z. B. bei Journalistinnen. Berichterstatter aus Kriegs- und Krisengebieten haben, ähnlich wie Soldatinnen, einen intensiven Kontakt zur örtlichen Bevölkerung und erleben leidvolle Situationen und Lebensbedingungen. Da ihre Aufgabe als Berichterstatter darin besteht, einen plastischen und lebensnahen Eindruck wiederzugeben, treten sie regelhaft in einen besonders engen Kontakt zu Betroffenen und Opfern, sodass sich die psychische Belastung durch die Schilderungen noch verstärkt. Dazu kommt, dass Journalistinnen meist völlig ungeschützt unter äußerer Bedrohung tätig werden müssen. Bei der Rückkehr ins Inland mangelt es an strukturierten Versorgungsangeboten und häufig auch an Unterstützung. Die Folge ist eine erhebliche Prävalenz psychischer Erkrankungen bis hin zu Sucht und suizidalem Verhalten (Hoffmann & Zimmermann 2019).

2.1.9 Prävention moralischer Verletzungen bei Einsatzkräften

In Ergänzung zu Präventionsmaßnahmen, die das Ziel einer allgemeinen psychischen Resilienzstärkung von Einsatzkräften verfolgen (s. Kap. 1.1), berücksichtigt die Prävention moralischer Verletzungen zusätzliche Aspekte: Hier geht es um einen Erziehungs- bzw. Bildungsansatz, bei dem die Persönlichkeit der Teilnehmenden in umfassender Weise geprägt und entwickelt wird.

Im Folgenden werden Prinzipien der Prävention moralischer Verletzungen beispielhaft an mehreren etablierten Ansätzen erläutert. Im Anschluss (Kap. 4) wird ein mögliches Konzept präsentiert, wie eine Präventionsveranstaltung für Einsatzkräfte unter Einschluss sowohl allgemeiner Prävention als auch hinsichtlich moralischer Verletzungen ablaufen könnte. Dieser Vorschlag soll eine praxisnahe Anregung und Erleichterung für die Planung und Durchführung einer eigenen Veranstaltung durch psychosoziale Helfer darstellen.

Zielsetzung von Prävention

Prävention moralischer Verletzungen bei Einsatzkräften verfolgt das Ziel, das Bewusstsein für moralische Konfliktsituationen im Einsatzdienst zu schärfen, um im Ernstfall Situationen und Entscheidungen ethisch sicherer bewerten und danach handeln zu können. So werden z. B. die Wahrnehmung und das sprachliche Ausdrucksvermögen dieser komplexen Zusammenhänge trainiert, die zu einem zunehmenden Mitgefühl (Empathie) für sich selbst und andere beitragen können. Zudem wird die Fähigkeit, verstehend auf unterschiedliche Kulturen und Weltanschauungen einzugehen, verbessert und damit zur Entwicklung interkultureller Kompetenz beigetragen. Somit stärken diese vielfältigen Maßnahmen die Handlungssicherheit und das Selbstvertrauen – »Moral Fitness« entsteht.

Präventionsmethoden

In den vergangenen Jahren sind für Einsatzkräfte, so z. B. für Polizisten und Militärangehörige, verschiedene Programme mit dieser Zielsetzung entwickelt worden. Es besteht weitgehend Einigkeit darüber, dass Frontalunterricht mit dem Schwerpunkt einer Wissensvermittlung als alleiniges Element nicht ausreichend ist (Bergold 2017). Stattdessen wird ein intensiver Praxisbezug für ethische Lernprozesse empfohlen. Bergold spricht von Wertevermittlung »en passant«. Gemeint ist, dass diese im Schwerpunkt in der Alltagswelt der Menschen zu vielfältigen Gelegenheiten stattfinden sollte, da sie dann besonders nachhaltig wirkt.

Beispielsweise können unterschiedliche Lernorte und Lernsituationen miteinander in Verbindung gebracht und vernetzt werden: Kinofilme oder Museumsbesuche etwa können zum Anlass genommen werden, ethische Fragestellungen lebensnah zu reflektieren. So enthält z. B. die Mediathek des Zentrums für ethische Bildung in den Streitkräften (ZEBIS) der Bundeswehr zahlreiches Film- und Tonmaterial zu verschiedenen moralischen Themen, die als Ausgangspunkt für angeleitete Gruppendiskussionen verwendet werden können (www.zebis.eu).

Prävention in digitalen Medien

Die digitalen Medien können auch über Materialsammlungen hinaus ein geeigneter Lernort für moralische Erfahrungen sein. Die genannte Alltagsvernetzung ist hier unkompliziert umsetzbar, z. B. über Diskussionen in Chaträumen, Foren oder Online-Seminaren. Insbesondere von jüngeren Adressaten wird die digitale Lernumgebung als attraktiv und anregend empfunden. So werden auch in den amerikanischen Streitkräften ethische Bildungsangebote über umfangreiche und gut ausgestattete Lernportale im Internet vermittelt. Als Beispiel kann die Website www.hqmc.marines.mil.de genannt werden, die Teil des US Marine Corps »Law of War Program« ist.

Der Koblenzer Entscheidungscheck

Für die primäre Prävention einsatzbezogener moralischer Konflikte kann es hilfreich sein, bereits vor Beginn der potenziellen Exposition mit moralisch konflikthaften Ereignissen praxisnahe ethische Bewertungskriterien einzuüben, nach denen eine schnelle und sichere Entscheidungsfindung erfolgen kann. Für die Bundeswehr wurde zu diesem Zweck der Koblenzer Entscheidungscheck entwickelt (Elßner 2017). Er ist aber auch für andere Gruppen von Einsatzkräften anwendbar.

Der Koblenzer Entscheidungscheck umfasst fünf Kriterien für die Bewertung moralischer Entscheidungen:

1. Legalitätsprüfung
2. Feuer der Öffentlichkeit
3. Wahrhaftigkeitstest

4. Die goldene Regel
5. Der kategorische Imperativ nach Kant

Bei der »Legalitätsprüfung« wird die reale Konfliktsituation mit den verfügbaren gesetzlichen Grundlagen verglichen und geprüft, ob die eigenen Handlungsoptionen gesetzeskonform sind. Das »Feuer der Öffentlichkeit« legt darüber hinaus den Maßstab an, ob die geplante Handlung auch ausgeübt würde, wenn die Weltöffentlichkeit dabei zuschauen könnte. Ähnlich wirkt der »Wahrhaftigkeitstest«: Wäre es möglich, der eigenen Frau/Mann, dem eigenen Kind oder den Eltern zu erzählen, was zu tun beabsichtigt ist? Ethische Vergleiche finden in der »goldenen Regel« und im »kategorischen Imperativ« Anwendung: Würde ich wollen, dass mein Tun auch an mir selbst verübt würde bzw. dass mein Tun zu einem allgemeingültigen Handlungsstandard werden würde? Besonders intensiv werden diese Kriterien in der Prävention verinnerlicht, wenn sie an Beispielsituationen bzw. moralischen Dilemmata virtuell erprobt werden (Näheres dazu im unten stehenden Manual, Kap. 4).

Prävention durch moralische Diskussionen

Inhaltlich werden bei ethischen Präventionsmaßnahmen im Regelfall verschiedene methodische Ansätze miteinander kombiniert (»Mixed-methods-Verfahren«) (van Iersel 2019). Eine wichtige Rolle spielt die Methode des Debattierens, des moralischen Diskurses. Dabei werden zu umstrittenen moralischen Entscheidungsfragen, bei denen sowohl eine Pro- als auch eine Kontraeinstellung möglich ist, in formalisierten Debatten Argumente ausgetauscht. Aus den Teilnehmenden werden Gruppen mit Pro-, Kontra- und Juryaufgaben gebildet, die abwechselnd Argumente vorbringen und bewerten. Am Schluss spricht eine Jury ein Gesamturteil. Dieses Vorgehen führt zu einer Verbesserung der Fähigkeit, sich in andere Positionen und moralische Vorstellungen hineinzuversetzen, und stärkt die soziale Empathie (Gillner 2019). Ausgangspunkt einer solchen Debatte können Videoclips oder vergleichbare anschauliche Medien sein.

Derartige Diskussionen sind im Vorfeld belastender Einsatzerfahrungen möglich, z.B. in der polizeilichen oder militärischen Basis- bzw. Grundausbildung. Im Polizeidienst gibt es berufsethischen Unterricht (Schulz-Rauch 2012), der sich z.B. mit dem Phänomen erlebter oder ausgeübter Gewalt auseinandersetzt. Dabei spielt die Ausbildung des Führungspersonals eine besondere Rolle. Im »Incorporate Ethics Program« in den USA fließen neben einer Theorievermittlung auch praktische Übungen und Ethikinterviews am Arbeitsplatz in die Programme ein.

Daneben existieren weitere Varianten der Auseinandersetzung mit moralischen Fragen, etwa die explizite Beschäftigung mit *moralischen Dilemmata*. Diese kommen unter anderem im »Moral Resiliency Training« der amerikanischen Streitkräfte zur Anwendung (Forbes et al. 2019), aber auch in der Bundeswehr im Rahmen der ethischen Bildungsarbeit.

Ein moralisches Dilemma ist gekennzeichnet durch eine Situation mit einer moralischen Problematik, die eine Entscheidung zwischen zwei Alternativen ermöglicht. Diese Alternativen beinhalten gegensätzliche Verpflichtungen und Ziele, wobei jede Entscheidung zwangsläufig zu negativen Folgen führt, die eine moralische Rechtfertigung erschweren. Es kommt dadurch zu dem artifiziell erzeugten Gefühl von Machtlosigkeit und einer empfundenen »Beschmutzung des Selbst« (van Iersel 2019).

Beispiele für moralische Dilemmasituationen

Ein Polizeibeamter wird auf einer Streife tätlich angegriffen und geht erheblich, aber nicht lebensbedrohlich verletzt zu Boden. Seine ihn begleitende Kollegin kann entscheiden, ihm zu helfen, muss dann aber den Straftäter entkommen lassen. Alternativ kann sie die Verfolgung aufnehmen, kann dann jedoch keine Erste Hilfe leisten.

Ein Bundeswehrsoldat wird bei einer Patrouillenfahrt im Auslandseinsatz Zeuge, wie ein Kind von seinem Vater verprügelt wird, dem er zuvor eine Flasche Wasser geschenkt hatte. Würde er einschreiten, würde er zwar dem Kind helfen, jedoch gleichzeitig riskieren, dass sich das gesamte umliegende Dorf feindselig gegenüber seiner Patrouille verhalten und gegebenenfalls Kameraden tätlich angreifen würde.

Es wurden verschiedene Herangehensweisen entwickelt, um derartige moralische Dilemmata aufzuarbeiten, meist in Gruppendiskussion.

Eine mögliche Variante ist die Konstanzer Methode der Dilemma-Diskussion (KMDD)® nach Lind (2017). Dabei wird zunächst durch den Leiter eine Dilemmageschichte vorgetragen. Anschließend beschäftigt sich die Gruppe auf der Basis des schriftlichen Textes mit dem Inhalt und bewertet die Schwere der moralischen Entscheidung auf einer Skala von 0 bis 6. Es wird dann die Dilemmaklärung eingeleitet und das Problem herausgearbeitet. Darauf folgt eine erste Abstimmung über »richtig« oder »falsch« der beschriebenen Entscheidung und das Ergebnis wird auf einer Tafel festgehalten. Auf der Basis des Abstimmungsergebnisses wird die Gruppe in zwei Untergruppen (richtig oder falsch) aufgeteilt, und beide werden aufgefordert, gemeinsam Argumente für ihre Position zu sammeln. Diese Argumente werden anschließend strukturiert ausgetauscht, indem immer abwechselnd ein Vertreter beider Gruppen ein Argument vorträgt und dann jemanden aus der Gegengruppe bestimmt, das nächste Argument zu bringen. Bewertungen über Personen dürfen dabei nicht vorgebracht werden. Zum Abschluss folgt eine Versöhnungsphase, in der jeder Teilnehmer angibt, welches Argument der Gegenseite ihm am besten gefallen hat. Es folgt eine zweite Abstimmung und eine Reflexion über die Ziele und Ergebnisse der Stunde.

Notfallseelsorge und Psychosoziale Notfallversorgung (PSNV) als Sekundärprävention

Die Notfallseelsorge wird im Bereich der Sekundärprävention nach traumatischen Ereignissen, insbesondere mit moralischem Verletzungspotenzial, tätig. Sie bietet betroffenen Menschen oft noch während, zumindest aber kurz nach der Einwirkung von Traumata einen Rahmen für Schutz und Gespräch, wodurch die Entstehung psychischen Leides (wie z. B. der PTBS) verhindert oder zumindest abgemildert werden kann (Ziemer 2000).

Notfallseelsorge wirkt als Teil der Psychosozialen Notfallversorgung (PSNV) eng mit den Kriseninterventionsteams (KIT) verschiedener Hilfsdienste, von Polizei, Feuerwehr, Bundeswehr und weiteren Institutionen zusammen, wobei erstere auf einem christlichen Selbstverständnis basiert, letztere eher medizinisch-psychologisch ausgerichtet sind. Es sind allerdings Überschneidungen bei der Verwendung von Techniken zu beobachten, z. B. bei der Betreuung von Einsatzkräften als »Stressbearbeitung nach belastenden Ereignissen« (SbE) oder als »Critical Incident Stress Management« (CISM).

Die Geschichte der ökumenisch ausgerichteten Notfallseelsorge begann 1990 mit der Gründung der »Arbeitsgemeinschaft Seelsorge in Feuerwehr und Rettungsdienst«; mittlerweile sind in Deutschland mehr als 250 Gruppen aktiv. Der langjährige Notfallseelsorger Justus Münster schreibt über die inhaltliche Ausrichtung:

> »Rituale und Ritualkompetenz sind ein wesentliches Merkmal und Thema der Ausbildung zum Notfallseelsorger. In dem inzwischen bundeseinheitlich geregelten Curriculum für die Ausbildung von Notfallseelsorgern spielt die Dimension der geistlichen Begleitung für den Moment und in aller Kürze eine wichtige Rolle. Hier entsteht für sehr kurze Zeit ein Moment der Sinnstiftung in sinnloser Situation. Wenn es um die letzten Dinge geht, werden Menschen ohnmächtig und sprachlos. Mit einem Ritual geben die religiös gebundenen Notfallseelsorger den Betroffenen und Angehörigen für den Moment eine Sprache und Würde zurück, die sie gerade verloren haben. […] Ein Ritual hilft zu einem vertikalen Geschehen. In dem Moment, wo im Beisein des Angehörigen und des oder der Verstorbenen die Kerze angezündet wird und Psalm 23 erklingt, wird deutlich, dass nur Gott hier in dieser Situation Halt und Sinn geben kann.« (zit. nach Dröge et al. 2019)

Umsetzungsprozess präventiver Angebote

Eine wichtige Voraussetzung für die Umsetzung moralbezogener präventiver Maßnahmen insbesondere im Einsatzkräftekontext ist es, Vorbehalte gegenüber der Thematik sowohl bei potenziellen Teilnehmenden als auch verantwortlichen Führungsebenen zu überwinden. Dies bedarf häufig einer längeren und geduldigen Aufklärungs- und Motivationsarbeit. Wichtig ist dabei das Argument, dass »Moral Fitness« nicht allein auf moralische und religiöse Vorstellungen und Erlebnisse begrenzt ist, sondern viele Bereiche der Persönlichkeit berührt und dadurch auch ganz allgemein die professionelle Handlungssicherheit fördert. Ein interdisziplinärer Schulterschluss mit gemeinsam gestalteten Angeboten kann bei der Umsetzung von Prävention moralischer Verletzungen hilfreich sein.

2.1.10 Trauma- und moralbezogene Selbstfürsorge bei professionellen Helfern

Professionelle Helfer, die mit traumatisierten und moralisch verletzten Einsatzkräften arbeiten, stehen vor der Herausforderung, sich auch selbst mit den ihnen anvertrauten traumatischen und moralisch fragwürdigen Ereignissen und Erlebnissen auseinandersetzen zu müssen. Dies kann, gerade bei langjähriger Tätigkeit, zu eigener moralischer Verunsicherung und zu psychischer Belastung führen. Folgen wie Burn-out oder sekundäre Traumatisierung (d. h. traumabezogene Symptome ohne eigenes Traumaerleben) sind möglich.

> Von großer Bedeutung ist daher eine regelmäßige Supervision oder geistliche/spirituelle Begleitung, in der diese inneren Reaktionen reflektiert werden können. Traumatherapeutisch erfahrene Supervisoren können bei den entsprechenden Fachgesellschaften (z. B. www.degpt.de) angefragt werden. Geistliche/spirituelle Begleitung wird, insbesondere wenn auch Glaubensfragen eine Rolle spielen, von kirchlichen Organisationen, z. B. in den örtlichen Gemeinden, in der Regel kostenfrei angeboten.

Zur Vorbeugung sollten zudem möglichst täglich Übungen zur Selbstfürsorge und Entspannung durchgeführt werden, wie sie zum Teil auch bei der Arbeit mit Patienten Anwendung finden (s. o.).

Auch auf moralischer Ebene ist eine Vorbeugung möglich: eine Technik wie die »Werte-Affirmation« kann z. B. eine Festigung des »inneren Koordinatensystems« fördern. Eine detaillierte Darstellung findet sich in den untenstehenden Manualen.

2.2 Behandlung moralischer Konflikte

2.2.1 Allgemeine Grundsätze

Die therapeutische Arbeit mit Einsatzkräften muss sich, nach oft jahrelangem Einsatzdienst, mit einer komplexen »Landkarte« aus verschiedenen traumawertigen Erlebnissen auseinandersetzen. Diese beinhalten neben ihrem oft lebensbedrohlichen Charakter auch schwerwiegende Verunsicherungen und Erschütterungen auf der Ebene von Wertesystemen und Moralempfinden. Damit verbunden sind Rollenerwartungen, die insbesondere Einsatzkräfte als helfende, schützende Professionen an das eigene Verhalten richten und die im Rahmen der Traumaverarbeitung nicht selten infrage gestellt werden.

Relevante Therapiethemen

Diese Konflikte können mit Veränderungen im Selbsterleben, dem Selbstwertgefühl, der sozialen Interaktion, mit Schuldgefühlen, Scham oder auch Zorn einhergehen. Im Verlauf sind sie eng mit psychischen Erkrankungen wie Depression, Angst, Sucht oder Suizidalität verknüpft.

All diese Themenkomplexe sollten in einer fachgerechten Therapie abgebildet werden, indem verschiedene spezifische therapeutische Bausteine kombiniert werden. Dazu gehören die Stärkung von Ressourcen und Selbstfürsorge, Traumabearbeitung und Traumakonfrontation, zudem Angstbewältigung, Bearbeitung von persönlichen Wertorientierungen und ihren Veränderungen im Einsatzdienst sowie der Umgang mit moralischen Verletzungen durch das

Verhalten anderer oder auch durch tatsächliches oder vermeintliches eigenes Fehlverhalten.

Bei der therapeutischen Durcharbeitung sollten die Blickwinkel verschiedener psychosozial tätiger Berufsgruppen berücksichtigt und integriert werden: neben der Psychotherapie z.B. die Soziotherapie und Aspekte der Seelsorge. Wie aus der Vielfalt der notwendigen therapeutischen Schritte hervorgeht, bedarf die Therapie traumatischer Erfahrungen bei Einsatzkräften eines geduldigen und häufig über Jahre angelegten Gesamtbehandlungsplans.

Alleinige, zeitlich begrenzte Kurztherapien (wie beispielsweise die Exposition zur Kontrolle von Angst oder Intrusionen) werden der Komplexität der Psychodynamik häufig nicht gerecht, können die Patientinnen überfordern und zu einem Abbruch der Therapie führen.

Intervalltherapie

Im Europäischen Raum hat sich daher eine sequenzielle Aufarbeitung zentraler psychischer Themen und Belastungen (Intervalltherapie) durchgesetzt, die im Laufe des therapeutischen Prozesses aufeinander aufbauen können. Psychotherapeuten können aus einem reichlichen Angebot an traumabezogenen Therapieverfahren wählen, und auch im Hinblick auf Wertorientierungen und moralische Verletzungen gibt es inzwischen diverse Konzeptionen. In der klinischen Praxis hat es sich bewährt, diese nicht zu früh im therapeutischen Prozess zu platzieren, da sich die notwendigen Kompetenzen im Erkennen und im Ausdruck entsprechender Gedanken und Gefühle häufig erst in der allgemeinen psychotherapeutischen Arbeit entwickeln müssen.

Beispiel für den Ablauf einer Intervalltherapie

- erstes Kontaktgespräch im psychosozialen Netzwerk oder über digitale Medien
- allgemeine organmedizinische und psychiatrische fachärztliche Diagnostik
- Mitbehandlung von Begleiterkrankungen und gegebenenfalls Medikation

- stationäre Erstintervention in einer psychotraumatologisch erfahrenen, psychotherapeutisch ausgerichteten Behandlungseinrichtung (akut oder rehabilitativ) mit Psychoedukation, vertiefter Diagnostik und ersten Schritten einer psychosozialen Stabilisierung (dabei z. B. Klärung von Konflikten mit Angehörigen und dem dienstlichen Umfeld) sowie Behandlungsplanung, gegebenenfalls auch gutachterliche Empfehlungen
- Beginn einer ambulanten Psychotherapie, dabei Fortführen oder Wiederaufnahme der beruflichen Tätigkeit
- bei Bedarf Anwendung spezieller Wiedereingliederungsmaßnahmen, z. B. berufsbezogene Rehabilitation in einer spezialisierten Klinik, vorübergehende Reduktion der täglichen Arbeitszeit oder Umsetzung auf eine weniger belastende Position nach Erreichen einer ersten Stabilisierung
- Beginn einer ambulanten oder stationären Traumakonfrontation (falls bereits eine ausreichende psychische Stabilität erreicht ist)
- Fortsetzung der ambulanten Psychotherapie und Arbeitstätigkeit, Weiterführen der Stabilisierungsarbeit unter Einbezug der Angehörigen und unter Berücksichtigung dienstlicher Konflikte
- Weiterführen der ambulanten oder stationären Traumakonfrontation
- Fortsetzung der ambulanten Psychotherapie und Arbeitstätigkeit
- gezielte ambulante oder stationäre Bearbeitung moralischer Konflikte mithilfe des Manuals (s. Kap. 5)
- Fortsetzung der ambulanten Psychotherapie und Arbeitstätigkeit
- erneute ambulante oder stationäre Traumakonfrontation
- Abschluss der traumaspezifischen Bearbeitung
- Fortsetzung der ambulanten Psychotherapie und Arbeitstätigkeit, gegebenenfalls mit Reduktion der Sitzungsfrequenz und Fortführung über einen längeren Zeitraum zur Alltagsbegleitung

Gesprächsführung mit moralisch verletzten Klientinnen

Wenn der Verdacht besteht, dass es bei Einsatzkräften zu Veränderungen von Wertorientierungen und/oder zu moralischen Verletzungen gekommen ist, dann sollte diese Thematik zunächst im

Einzelgespräch weiter vertieft und eine erste Sensibilisierung sowie gegebenenfalls eine Therapiemotivation erarbeitet werden. Im Verlauf kann dann eine Gruppentherapie nach den im unten stehenden Manual (s. Kap. 5) wiedergegebenen Vorgehensweisen durchgeführt werden. Diese sind aber grundsätzlich auch als Grundlage für Einzelgespräche geeignet.

Zur Vorbereitung sollten mit den Klienten Gesprächsregeln besprochen werden, denn eine Triggerung traumatischen Erlebens mit entsprechender akuter Belastung (s. Kap. 1.1.2) ist zu erwarten und dementsprechend sollten Reaktionen und Gegenmaßnahmen vereinbart werden. Dazu kann z. B. ein gestisches Stoppsignal gehören, auf das eine Unterbrechung des Gesprächs und ein Entspannungstraining folgen.

Als Einstieg bieten sich noch eher allgemein gehaltene Fragen an, die z. B. auf beobachtete Veränderungen der Lebensqualität oder Rückmeldungen aus dem sozialen Umfeld abzielen.

Beispiele wären:

- Ist Ihnen von Ihrer Umgebung rückgemeldet worden oder haben Sie vielleicht auch selbst bemerkt, ob Sie sich im Rahmen Ihrer Einsatztätigkeit als Mensch verändert haben?
- Für die Lebensqualität sind Wertvorstellungen und Ziele sehr wichtig. Haben Sie da einen Wandel bemerkt?

Durch derartige Formulierungen fühlen sich die Klienten als Persönlichkeit ernstgenommen und es wird ein therapeutisches Arbeitsbündnis »auf Augenhöhe« gefördert. Im Idealfall bilden diese Fragen den Auftakt zu einer Reflexion über einsatzbedingte persönliche Veränderungen mit einer ganzheitlichen Perspektive.

Es bietet sich an, gemeinsam verschiedene Lebensbereiche zu betrachten und von therapeutischer Seite die Aufmerksamkeit auf Werte und Ziele zu lenken, die sich im Rahmen der Einsatz- und Diensttätigkeit verändert haben, sowohl in den dienstlichen Einstellungen als auch im Privatleben. Eine zu einseitige Bewertung seitens der Klientinnen, die meist negative Veränderungen in den Vordergrund stellt, kann vorsichtig relativiert werden, indem von therapeutischer Seite auch gezielt nach Aspekten eines positiven Wandels gefragt wird. Dabei sollte allerdings der Eindruck vermieden werden, psychische Belastungen schönreden zu wollen.

Im Anschluss können erste grundlegende Problematiken zu moralischen Verletzungen angesprochen werden (Details finden sich in den Manualen, s. Kap. 4 und 5). Sinnvoll ist dabei zunächst eine Klärung, um was es dabei eigentlich geht. Varianten wie moralische Verletzungen durch das Verhalten anderer im Einsatzdienst oder moralische Verletzungen durch eigene vermeintliche Verfehlungen sowie die jeweiligen Folgen (z. B. Enttäuschung und Zorn sowie Schuld und Scham) sollten im Überblick angesprochen werden, ohne in diesem frühen Stadium schon zu sehr ins Detail zu gehen.

Es geht vor allem darum, den Klienten deutlich zu machen, dass es sich hier um Traumafolgen handelt, die zu einer Verarbeitung dazugehören können, und nicht etwa um eine Schwäche oder ein Verrücktsein. Im Idealfall entsteht dadurch eine Motivation, die Problematik professionell aufzuarbeiten und in den therapeutischen Gesamtbehandlungsplan mit aufzunehmen.

Überblick: moralbezogene psychotherapeutische Methoden

Für die Traumatherapie werden nach der S3-Leitlinie (Schäfer et al. 2019) vor allem die Methoden EMDR und traumafokussierte kognitive Verhaltenstherapie (TfKVT) empfohlen (s. Kap. 1.2.1). Prolonged Exposure und die Cognitive Processing Therapy (CPT), die in der TfKVT verwendet werden, beinhalten dabei auch Elemente, die sich mit negativen Kognitionen und Gefühlen im Zusammenhang mit Traumatisierungen, unter anderem Schuld und Scham, auseinandersetzen. In Therapiestudien konnte nachgewiesen werden, dass durch dieses Vorgehen Tendenzen zur Selbstbeschuldigung abnehmen. Zur Verstärkung der Effekte wurde die CPT auch um spirituelle Komponenten erweitert, beispielsweise die gezielte Thematisierung von Vergebung (Forgiveness) (s. Kap. 5) oder Mitgefühl (Compassion) (Gilbert 2013).

Für die Arbeit mit persönlichen Wertorientierungen im psychotherapeutischen Kontext können z. B. die Akzeptanz- und Commitment-Therapie (ACT) (Eifert 2011), die strategisch behaviorale Therapie (Hauke 2012) oder auch die Weisheitstherapie (Linden & Maercker 2011) genutzt werden.

Pioniere auf dem Gebiet der Therapie moralischer Verletzungen waren Litz und seine Mitarbeiter (2015) mit Adaptive Disclosure (AD) (s. Kap. 2.2.2). Ein ähnliches methodisches Vorgehen kennzeichnet das Impact-of-Killing-Programm der US-amerikanischen Streitkräfte (Maguen et al. 2017). Alternativ ist in den USA das auf acht Sitzungen angelegte Gruppenkonzept »Building Spiritual Strength« verfügbar. Es greift speziell Themen wie religiösen und spirituellen Stress sowie Sinngebung bei Soldaten auf (Mitchell 2018).

Auf der mehr spirituell orientierten Ebene werden in der spirituellen/geistlichen Begleitung Angebote auch für moralisch verletzte Menschen gemacht (Jalics 2017) (Kap. 2.2.6), ebenso in der Forgiveness-Therapie (Enright & Fitzgibbons 2014).

Die verfügbaren therapeutischen Ansätze sind allerdings bislang in der Mehrzahl nur wenig evaluiert und Empfehlungen beruhen nicht selten auf klinischen Expertenmeinungen oder Fallberichten.

Wirkmechanismen

In der bisherigen Forschung konnten diesen unterschiedlichen Ansätzen gemeinsame Wirkfaktoren zugeordnet werden. Die innere Öffnung gegenüber moralischen Konflikten, verbunden mit der Bereitschaft, diese verbal auszudrücken, scheint einen Teil der positiven Veränderungen zu erklären. Wichtig ist offenbar zudem die Erarbeitung einer Haltung der Vergebung gegenüber sich selbst und anderen (Griffin et al. 2019). Beide Elemente werden im unten stehenden Manual (s. Kap. 5) näher erläutert.

MRT-Studien

Die beschriebene Differenzierung zwischen den angstbasierten (wie der PTBS) und spirituellen Folgen traumatischer Belastungen konnte auch auf der Ebene der zerebralen Bildgebung nachvollzogen werden. Mehrere Studien verwendeten dabei die funktionelle Magnetresonanztomografie (fMRT), die Einblicke nicht nur in die Struktur des menschlichen Gehirns, sondern auch in Teile seiner Funktionsweise erlaubt.

So führten beispielsweise bei amerikanischen Veteranen Traumata, die mit Lebensbedrohung für die Betroffenen einhergingen, zu Aktivierungen der Mandelkerne (Amygdala). Demgegenüber stimulierten moralische Verletzungen oder traumatische Verlusterlebnisse eher Areale wie den Nucleus precuneus. Ähnliche spezifische Zuordnungen konnten auch für Schuldgefühle oder Scham gefunden werden (Barnes et al. 2019).

Um zu verdeutlichen, wie die einzelnen therapeutischen Elemente in einem Gesamtbehandlungsplan ineinandergreifen können, soll nun fiktiv das im Abschnitt Traumabehandlung dargestellte Beispiel (s. Kap. 1.2.1.) fortgesetzt werden.

Fallbeispiel (Fortsetzung)

Herr W. konnte im Laufe seiner EMDR-Behandlung zunächst eine deutliche Symptomreduktion feststellen, das betraf insbesondere seine Ängste und sein Vermeidungsverhalten. Nach Abschluss der ersten therapeutischen Phase wurde er ambulant psychotherapeutisch weiterbetreut, dabei wurde eine Frequenz von ein bis zwei Sitzungen pro Woche gewählt. Er arbeitete vor allem an Lebensveränderungen in seinem privaten und dienstlichen Umfeld, die sich zum Teil auch als Konsequenz aus traumabezogenen Neuorientierungen ergaben. So legte er beispielsweise mehr Wert darauf, Zeit mit seiner Familie zu verbringen, und engagierte sich dienstlich weniger stark als zuvor.

Dabei stellte er aber fest, dass er sich gegenüber seinen beiden minderjährigen Kindern zunehmend überprotektiv verhielt. Zum Beispiel verbot er diesen, abends mit Freunden auszugehen, weil er das als zu gefährlich empfand.

Bei der Bearbeitung stellte sich heraus, dass er im Rahmen seiner Einsatzerfahrungen mehrfach schwer verletzte junge Leute, ungefähr im Alter seiner Kinder, nicht habe retten können und diese am Unfallort verstarben. Seitdem hätten ihn Schuldgefühle begleitet, nicht ausreichend professionell geholfen zu haben, nicht gut genug ausgebildet gewesen zu sein. Da er niemanden gehabt habe, mit dem er darüber habe sprechen können, habe er seine Schuldgefühle dadurch zu kompensieren versucht, dass er ein überhöhtes Leistungsideal entwickelt habe. Zudem habe er verhindern wollen, dass seinen Kindern etwas Ähnliches passiere. Diese Zusammenhänge wurden nach den im unten stehenden Manual geschilderten Prinzipien durchgearbeitet (s. Kap. 5). Er konnte im Verlauf der Therapie entspannter und angstfreier mit seiner Familie umgehen.

Nach einem weiteren halben Jahr in ambulanter Psychotherapie kam es zu zunehmenden dienstlichen Konflikten. Aufgrund seiner veränderten Arbeitseinstellung fühlte er sich von den Kollegen nicht mehr vollständig akzeptiert. Zusätzlich kam es immer wieder zu Streitereien mit seinen Vorgesetzten. Auch dieses Themenfeld konnte auf moralische Verletzungen zurückgeführt werden: Er erkannte, dass er bei Vorgesetzten empfindlich reagierte, weil zuvor Vorgesetzte bei mehreren früheren Einsätzen falsche Entscheidungen trafen und er unter deren Folgen zu leiden gehabt hatte. Auch hier führte die Bearbeitung zu einer Verbesserung.

In jüngster Zeit wurde eine Reihe von psychotherapeutischen Methoden entwickelt, die sich für die Bearbeitung moralischer Konflikte, insbesondere bei Einsatzkräften, eignen. Im Folgenden wird, ohne Anspruch auf Vollständigkeit, eine exemplarische Auswahl wiedergegeben, die in Teilen auch in das unten stehende Manual (s. Kap. 5) eingeflossen ist.

2.2.2 Spezielle Therapieformen: Adaptive-Disclosure-Therapie

Die Adaptive-Disclosure-Therapie hat sich in den letzten 15 Jahren als eine Methode entwickelt, die vor allem in der englischsprachigen militärnahen Psychotraumatologie gebräuchlich ist. Es handelt sich um eine kombinierte Behandlung von angstbasierten Traumafolgen, traumatischen Verlusterlebnissen und moralischen Verletzungen (Litz et al. 2015). Sie wurde konzipiert als manualisierte Kurzzeit-Intervention über acht psychotherapeutische Sitzungen, die für den weiteren therapeutischen Entwicklungsprozess (z.B. in der ambulanten Psychotherapie) Impulse geben und eine Eigendynamik anregen soll. Die Therapeutinnen nehmen dabei, wie auch sonst in der Psychotraumatherapie üblich, eine betont aktive Position ein und sind für die Patienten jederzeit authentisch.

Für die Arbeit mit Einsatzkräften ist zudem eine intensive und erfahrungsbasierte Kenntnis der jeweiligen Systemkultur förderlich. Empfehlenswert ist es, sich im Vorfeld der Behandlung gedanklich-imaginativ mit den Geschehnissen und den Reaktionsweisen der Patienten auseinanderzusetzen und sich dabei vorzustellen, selbst in der Situation gewesen zu sein. Dies kann helfen, ein vertieftes Verständnis für moralisch verletzendes Verhalten und seine Folgen zu entwickeln. Der Ablauf der Adaptive-Disclosure-Therapie ist wie folgt:

Phase 1: Einführung und Psychoedukation. Zu Beginn der Therapie wird der Klientin das Vorgehen erklärt, ebenso Zusammenhänge von traumatischen Erlebnissen und ihre möglichen Folgen für die Psyche eines Menschen. Dadurch kann schon eine Entlastung beim Klienten erfolgen.

Phase 2: Konfrontation mit dem Ereignis. Nach der Einführungs- und Psychoedukationsphase beginnt die Therapie mit einer In-sensu-Konfrontation der Patienten mit den traumawertigen Ereignissen (s. auch Kap. 1.2.1). Diese werden im Hinblick auf die durch sie hervorgerufene psychische Belastung bewertet. Dabei werden die Patienten gebeten, auf einer Skala von »0 = keine Belastung« bis »100 = maximale Belastung« einen für sie zutreffenden Level zu bestimmen. Nachfolgend wird, vergleichbar auch mit anderen expositionsbasierten Verfahren, das führende Indextrauma detailliert und unter Einbezug aller dazugehörigen Sinneswahrnehmungen vom Patienten beschrieben. Sollte diese Beschreibung unvollständig bleiben, kann gezielt nachgefragt werden: Was wird in Gedanken gesehen, gehört, gerochen, gefühlt etc., welche begleitenden Bewertungen, Gefühle und Handlungen werden erinnert oder treten aktuell auf? Anschließend werden die moralischen Bewertungen besprochen. Dabei kann, wie bereits beschrieben, das Fehlverhalten anderer im Vordergrund stehen, das beobachtet worden ist, aber auch eigene vermeintliche Verfehlungen; nicht seltenliegt eine Kombination vor. Was haben die Traumaerlebnisse in der Alltagswelt der Betroffenen verändert?

Phase 3: Imaginativer Dialog. Ein wesentliches therapeutisches Element der Adaptive-Disclosure-Therapie ist im Anschluss an die Konfrontation die imaginative Vorstellung einer bedingungslos wohlwollenden, vergebenden, helfenden und fürsorglichen moralischen Autorität. Diese wird im therapeutischen Gespräch gemeinsam entwickelt und ausgestaltet. Anschließend wird ein imaginativer Dialog eingeübt, der im ersten Schritt die genannte Schilderung der Ereignisse und ihrer Folgen umfasst.

Im zweiten Schritt des Dialoges wird erarbeitet, was die moralische Autorität in der imaginierten Szene auf die Schilderungen antworten und wie sie diese bewerten würde – in der Regel überraschend milde und verstehend. Dadurch wird, stellvertretend in Form des Dialoges, ein Zugang zu weniger strengen, (selbst-)kritischen Bewertungsmustern möglich.

Liegt dem Dialog moralisches Fehlverhalten durch andere zugrunde, verläuft der erste Schritt ähnlich, jedoch wird danach mit der moralischen Autorität vor allem darauf fokussiert, wie vermieden werden kann, dass durch die Erlebnisse das aktuelle eigene Leben gestört oder zerstört wird. Sollte es zur Tötung einer anderen Person gekommen sein, kann eine Variante des imaginativen Dialoges darin bestehen, dass in der Vorstellung mit dieser kommuniziert wird. Dabei wird sie zunächst genau beschrieben und ihr anschließend mitgeteilt, was ihr Tod für den Betroffenen bedeutet. Zudem wird um Vergebung gebeten und es werden bereits erfolgte und gegebenenfalls noch mögliche Maßnahmen der Wiedergutmachung besprochen. Abschließend wird eine Antwort der Person in die Szene aufgenommen.

Phase 4: Wiederaufnahme sozialer Beziehungen. In der abschließenden Phase von Adaptive Disclosure werden Strategien beraten, wie eine Rückkehr in normale soziale Beziehungsmuster erfolgen oder erleichtert werden kann, ohne dass diese von Scham oder Zorn blockiert werden. Gegebenenfalls sind ergänzend spezifische Elemente eines sozialen Kompetenztrainings (z. B. Hinsch & Pfingsten 2015) erforderlich, wenn soziale Unsicherheit die Kontaktaufnahme zu anderen erschwert.

2.2.3 Spezielle Therapieformen: Akzeptanz- und Commitment-Therapie (ACT)

Allgemeines

Die therapeutische Auseinandersetzung mit moralischen Verletzungen setzt eine vorherige Sensibilisierung für individuelle Wertorientierungen und deren Wandel im Lebensverlauf voraus, bei Einsatzkräften insbesondere auch im Rahmen ihrer Tätigkeit. Wertorientierungen spielen in verschiedenen psychotherapeutischen Schulen eine wichtige Rolle im therapeutischen Prozess, da sie wesentlich zu Identitätsbildung und Selbstwertgefühl beitragen. Einen systematischen therapeutischen Zugang zu Werten bietet die Akzeptanz- und Commitment-Therapie (ACT, ausgesprochen wie act = engl. handeln). Diese verhaltenstherapeutisch orientierte Therapieform wurde Anfang der 2000er-Jahre von Steven Hayes maßgeblich begründet (Hayes 2004; Eifert 2011).

In einem ersten Schritt lernen die Klienten, ihre schwer kontrollierbaren, belastenden Gedanken und Gefühle nicht mehr zu vermeiden, sondern diese anzunehmen. Das Annehmen geschieht nicht im Sinne einer Resignation, sondern einer Akzeptanz dessen, was da ist. Die Person soll also nicht krampfhaft versuchen, die Gedanken und Gefühle zu unterdrücken, denn sie drängen sich ohnehin immer wieder auf. Indem die Patienten lernen, ihre Gefühle und Gedanken zu akzeptieren, gelangen sie auch zu einer Akzeptanz ihrer Person, und sind offen für das, was ihnen wichtig ist. Was ihnen wichtig ist, äußert sich in ihren persönlichen Wertorientierungen. In der Therapie werden diese identifiziert und zugänglich gemacht, um in einem nächsten Schritt sich im Alltag zunehmend im Einklang mit diesen Werten und damit dem eigenen Selbstbild zu verhalten. Im Folgenden wird das Vorgehen erläutert.

Kognitive Defusion

Um sich von unangenehmen Gedanken und ihrer Vermeidung zu distanzieren, ist es zunächst erforderlich, Gedankenabläufe zu verstehen. Bei einer *kognitiven Fusion* sind wir mit dem Gedanken identifiziert, d.h. wir glauben an das, was wir denken, z.B. »Ich bin zu faul«. Bei der *kognitiven Defusion* lösen wir uns von dem Gedanken, z.B. in dem wir uns sagen »Ich habe den *Gedanken*, dass ich zu faul bin«. Bei dieser Formulierung sind wir nicht mehr mit dem Gedanken verhakt, sondern erleben ihn als das, was er ist, ein (»lästiger«) Gedanke. Defusion bedeutet: Abstand zu den Gedanken gewinnen, Gedanken als solche erkennen, Gedanken nicht wörtlich nehmen, Gedanken nicht immer ernst nehmen, das eine denken und das andere tun (Näheres bei Eifert 2011).

In der Therapie werden diese Zusammenhänge erklärt und mit dem Patienten an seinen Gedanken gearbeitet. Gedankliche Übungen dürften gern humorvolle Elemente enthalten – beispielsweise indem laut werdende Gedanken mit kritischen Kommentaren (»Du störst gerade …!«) verfremdet werden oder indem man ihnen einen anderen Klang verleiht (wie eine Fistel- oder Papageien-Stimme).

Entwicklung von Akzeptanz

Aus dem Identifizieren und Umwandeln von Gedanken kann sich eine nachhaltige innere Akzeptanz entwickeln. Damit verbunden ist die Bereitschaft, Erlebnisse sowie die dazugehörigen Bewertungen und Gefühle mit Mitgefühl und Güte sich selbst gegenüber zuzulassen und anzunehmen.

Eine gedankliche (imaginative) Übung, die diesen Prozess fördern kann, ist die *Blätter-im-Fluss*-Übung (Eifert 2011). Hierbei werden die Klienten aufgefordert, sich vorzustellen, an einem warmen Herbsttag an einem Fluss zu sitzen und große Blätter zu beobachten, die auf der Wasseroberfläche an ihnen vorbeitreiben. Anschließend wird die Aufmerksamkeit auf aktuelle Gedanken und Gefühle sowie Körperempfindungen gelenkt. Diese werden Schritt für Schritt von sich selbst abgenommen und auf ein Blatt gelegt, das vorbeizieht. Es wird beobachtet, wie das Blatt etwas hin- und herschaukelt und dann langsam davonzieht, bis es flussabwärts aus dem Blickfeld verschwindet.

Beobachterperspektive

Die distanzierte und kontrollierte Betrachtung von Gedanken fördert mit etwas Übung die Einnahme einer *Beobachterperspektive* – einer inneren Haltung, das eigene Erleben gelassen zu betrachten, anstatt unmittelbar ängstlich oder ablehnend darauf zu reagieren.

Auch für die Beobachterperspektive können Metaphern und Übungen hilfreich sein. Eine Variante besteht darin, sich das Beobachten wie ein Haus vorzustellen (Eifert 2011). Das Haus bietet Menschen einen Lebensraum, der durch Zimmer, Wände, Böden und Decken strukturiert ist. Dieser kann mit Möbeln und weiteren Gegenständen ausgestattet werden. In vergleichbarer Weise stellt unser Gehirn einen Rahmen zur Verfügung, um unsere Erfahrungen einzuordnen. So wie es dem Haus egal ist, wer darin lebt und was die Menschen in ihm tun, so kann das wahrnehmende Selbst eine akzeptierende und gelassene Haltung einnehmen, wenn es Gedanken und Gefühle beobachtet.

Arbeit an Wertorientierungen

Wenn die Entwicklung einer beobachtenden Akzeptanz fortgeschritten ist, kann mit der Arbeit an Wertorientierungen begonnen werden. Dies geschieht unter der Vorstellung, dass Werte als verbale Aussagen (z.B. »Anstand ist mir wichtig«) bestimmte Verhaltensweisen erstrebenswerter (»anderen Menschen helfen«) oder kritischer (»andere Menschen betrügen«) erscheinen lassen. Dadurch wird das Verhalten häufiger oder seltener. Werte sind nicht mit konkreten Lebenszielen, wie z.B. der Auswahl eines Berufes, identisch, sondern sie bilden die Entscheidungsgrundlage für derartige Ziele. Gern wird dafür das Bild eines Kompasses oder Leuchtturms verwendet, der Schiffen auf hoher See ihre Richtung weist.

Die konsequente Orientierung an Werten hilft den Klienten, sich von den belastenden Gedanken und Ängsten des täglichen Lebens zu distanzieren, indem sie eine längerfristige Perspektive und gedankliche Ausrichtung im Blick behalten. Sich dieser Richtung immer wieder neu zu verpflichten, ist mit der »Commitment«-Komponente von ACT gemeint.

Leitfragen, die in der Therapie gestellt werden können, um bedeutsame eigene Werte zu entdecken, sind beispielsweise:

- Wofür soll Ihr Leben stehen?
- Was liegt Ihnen wirklich am Herzen?
- Was würden Sie mit ihrem Leben anfangen, wenn Sie nur noch ein Jahr zu leben hätten?
- Wenn Sie sich vorstellen, ihr Grabstein sollte mit einem wichtigen, sie kennzeichnenden Satz beschriftet werden, was wäre das für ein Satz?

Ableitung von Zielen

Um diesen Prozess nachhaltig umzusetzen, ist aktives, engagiertes Handeln erforderlich. Grundlage dieses Handelns ist es, konkrete Ziele aus den gewählten Werten abzuleiten und Schritte zu definieren, um diese Ziele zu erreichen. Heißt beispielsweise der identifizierte Wert »Ich möchte ein fürsorglicher, familienorientierter Mensch sein«, dann kann das Gründen einer Familie ein wichtiges Ziel sein und Wohnungssuche, Heirat und die Planung von Kindern wären entsprechende (Zwischen-)Schritte.

In der therapeutischen Praxis sollten diese Zwischenschritte möglichst klein sein, um bei den Klienten Versagensängste und Barrieren zu vermindern. Es sollten zunächst ein oder zwei Werte für die weitere Bearbeitung ausgewählt werden. Diese Auswahl kann erleichtert werden, indem bestimmte Lebensbereiche durch die Therapeuten vorgeschlagen werden, wie etwa Freizeit, Arbeit, Partnerschaft, Elternschaft, Ausbildung, Freundschaft, Gesundheit, Spiritualität, gesellschaftliches oder Umwelt- Engagement. Es wird dann, z. B. auf einem strukturierten Arbeitsblatt, die Bedeutung für das tägliche

Leben bewertet. Daraufhin werden die dazugehörigen Ziele definiert sowie Schritte auf dem Weg zum Ziel bestimmt.

Zusätzlich werden mögliche Barrieren benannt, die die Schritte behindern könnten, und abschließend Strategien erarbeitet, sich den Barrieren zu stellen. Bei dem oben genannten Beispiel (»Familie gründen«) könnten Barrieren darin bestehen, in einer Großstadt keinen bezahlbaren Wohnraum zu finden. Ein Wechsel der beruflichen Tätigkeit mit höherem Gehalt oder der Umzug in eine kleinere Stadt könnten Strategien zu deren Bewältigung sein.

Die Aufgabe der Therapeutinnen besteht zum einen darin, auf eine strukturierte Reihenfolge in diesem Prozess zu achten, aber auch die Praxisnähe, Erreichbarkeit und Umsetzung der einzelnen Schritte anzuleiten und zu reflektieren.

Wenn die Klienten etwas Training mit diesem Vorgehen erreicht haben, kann dazu ermuntert werden, zunehmend schwierigere Situationen auf diese Weise anzugehen und zu meistern.

ACT bei Traumatisierten

Bei traumatisierten Einsatzkräften kann die gezielte Thematisierung von Wertorientierungen hilfreich sein, um einen stabilisierenden Rahmen für die therapeutische Konfrontation mit traumatischen Erinnerungen zu schaffen. Die Verunsicherung und das Leid, die mit dem traumatischen Erleben verbunden sind, können in einen erweiterten Lebenskontext eingeordnet und dadurch die Bearbeitung erleichtert werden, wenn im Vorfeld Wertorientierungen und Lebensziele erkannt und etabliert worden sind.

2.2.4 Spezielle Therapieformen: Imagery Rescripting and Reprocessing Therapy (IRRT)

Die Imagery Rescripting and Reprocessing Therapy (IRRT) wurde von M. Smucker in den 1980er-Jahren als eine traumafokussierte Psychotherapiemethode entwickelt. Sie gilt als imaginativ-kognitiver Behandlungsansatz für Traumapatienten mit primärer Verarbeitung auf einer Imaginations- und Reskriptionsebene (Smucker & Köster 2014). Die IRRT entstand aus der Erfahrung, dass negative

Selbstbilder und bildhafte Erinnerungen aus der Biografie weniger durch verbale Interventionen, sondern deutlich nachhaltiger durch Imaginationen, d.h. intensive szenische Vorstellungen, veränderbar sind (Richter et al. 2020).

Moralische Verletzungen im Rahmen von psychischen Traumatisierungen, insbesondere die sekundären Phänomene Scham und Zorn, können bei Betroffenen ausgeprägte Veränderungen in der Beziehung zu sich selbst nach sich ziehen. Die IRRT kann helfen, diese Veränderungen durchzuarbeiten und durch heilsame Bilder zu ersetzen. Sie verläuft in drei Phasen:

Phase 1: Das Erlebte schildern. In der ersten Phase wird eine traumawertige biografische Szene (z.B. ein körperlicher Angriff im polizeilichen Streifendienst) in der Gegenwartsform von ihrem Beginn bis zum Ende geschildert. Der belastendste Moment wird ermittelt und die dazugehörigen Gefühle auf einer Skala von 0 bis 10 bewertet. Die therapeutische Aufgabe ist es, den Patienten Sicherheit und Unterstützung zu vermitteln und den Prozess durch Fragen anzuregen, wie beispielsweise »Was passiert jetzt in dem Bild?« oder »Welche Emotionen empfinden Sie jetzt?« (z.B. Verunsicherung, Ärger über den Täter).

Phase 2: Das heutige Ich einbeziehen. Im Anschluss wird diese Szene erneut bis zur höchsten Belastung wiedergegeben. Dann wird jedoch unter Anleitung des Therapeuten ein aktiver Wechsel vorgenommen:

> Mit einer Frage wie »Können Sie sich jetzt vorstellen, dass Sie als Ihr heutiges Ich in Ihrer aktuellen Gestalt zusätzlich diese Szene betreten?« wird eine ergänzende reifere Perspektive in die Bewertung des Geschehens aufgenommen.

Dabei wird gemeinsam imaginativ ausgearbeitet, wie dieses heutige Ich das damalige Bild sehen und was es dem Täter in dem Augenblick sagen oder mit ihm machen würde. Das Verhalten des reiferen Ichs wird dabei detailliert besprochen und bildhaft ausgestaltet (z. B.: Das heutige Ich beschreibt das damalige Ich als noch neu und unsicher im Dienst und stellt sich schützend dazwischen). Anschließend werden die potenziellen Reaktionen des Täters und etwaige eigene Gegenreaktionen in den Ablauf aufgenommen (z. B. klare Ansprache des Täters, Deeskalation, der Täter zieht sich zurück). Ziel ist es dabei, den Täter zu entmachten. Dabei kann ihm beispielsweise in die Augen gesehen und darin Angst erkannt werden. Auch darauf wird in der Vorstellung reagiert (»Ich lache ihn aus.«).

Phase 3: Das verletzte Ich umsorgen. Wenn alle möglichen Reaktionen vollständig besprochen sind, folgt die dritte Phase. In dieser Phase wendet sich das heutige Ich dem damaligen verletzten Ich zu. Dabei können dessen Bedürfnisse und Befinden erfragt werden (z. B. nach Sicherheit und Schutz). Diese Bedürfnisse sollten dann durch fürsorgliches Verhalten im Hier und Jetzt befriedigt werden, entweder in konkreten symbolischen Handlungen oder auch imaginativ (z. B. Entspannungstraining, Übung »innerer sicherer Ort«, Spaziergang). Soll mit dieser Technik das moralisch verletzende Verhalten eines Täters bearbeitet werden, dann könnte z. B. in der zweiten Phase zum Ausdruck gebracht werden, dass sein Handeln nicht den moralischen Vorstellungen des Patienten entspricht und deshalb als nicht richtig verurteilt wird.

2.2.5 Spezielle Therapieformen: Weisheitstherapie

Weisheitstherapie nach Linden und Maercker stellt eine weitere Option für die Behandlung moralischer Verletzungen dar (Linden & Maercker 2011). Dieser aus der kognitiv-behavioralen Verhaltenstherapie hervorgegangene Therapieansatz zielt darauf ab, die Verhaltens- und Bewertungsmuster der Behandelten zu stärken, was mit einem Zuwachs an persönlicher Weisheit einhergeht. Weisheit wird dabei verstanden als eine persönliche Kompetenz, schwierige oder unlösbar erscheinende Lebensprobleme zu bewältigen. Sie kann daher auch als eine psychologische Ressource oder ein Resilienzfaktor eingestuft werden.

Im Einzelnen beinhaltet Weisheit sachliches Wissen, Lösungskompetenz und die Fähigkeit, Erlebnisse in den Kontext der Biografie sowie in persönliche Wertesysteme einzuordnen. Sie erleichtert es, mit dem Erleben von Unsicherheit umzugehen, und ermöglicht, die Perspektive zu wechseln und Ereignisse mit Distanz zur eigenen Position zu bewerten. So kann Weisheit auch bei der Bewältigung moralischer Verletzungen ein mögliches Hilfsmittel darstellen.

Varianten der Weisheitstherapie

In den letzten Jahren wurden verschiedene psychotherapeutische Ansätze entwickelt, um Weisheit gezielt bei Klientinnen zu fördern bzw. dafür zu sensibilisieren. Sie lassen sich gut mit anderen verhaltenstherapeutischen Methoden kombinieren. Von Linden wurden kurze Module mit zwei Sitzungen konzipiert. In diesen wird den Problemen ein neuer Bezugsrahmen gegeben, indem die Betrachtungsweise geändert wird, unter anderem auch durch Beratung mit anderen Personen, entweder persönlich oder gedanklich-imaginativ (ähnlich der Adaptive-Disclosure-Therapie, s. Kap. 2.2.2).

Ablauf der Weisheitstherapie

In einer ausführlicheren Fassung wird die Weisheitstherapie angewandt bei der Behandlung von Anpassungsstörungen und der posttraumatischen Verbitterungsstörung, die nach Linden & Maercker (2011) meist auf existenzielle Kränkungen zurückzuführen ist. Dabei wird zunächst eine tragfähige therapeutische Beziehung aufgebaut, bei der die Therapeutin von dem Patienten keine zu schnelle Veränderung der Bewertung der Auslösesituation verlangt und eine gegebenenfalls vorhandene anklagende Grundhaltung zunächst toleriert. Anschließend werden die psychischen Folgen der auslösenden Ereignisse analysiert, z. B. die sich aufdrängenden (intrusiven) Gedanken, die Vermeidung oder der Rückzug vom sozialen Umfeld.

Darauf aufbauend wird die Veränderungsmotivation der Patienten angeregt, indem der Leitgedanke der »doppelten Bestrafung« eingeführt wird: Der Täter ist in der Gewinnerposition, und zwar durch sein Verhalten in der vergangenen Situation und später ein zweites Mal durch die von ihm verursachten psychischen Folgen beim Klienten. Durch Bewusstmachung dieser Bewertung wird quasi eine Konkurrenzsituation mit dem Täter erzeugt und der Heilungsprozess zu einem »späten Sieg« umdefiniert, da die zweite Bestrafung rückgängig gemacht wird.

Ergänzt wird dieses Vorgehen durch die Exposition mit vorher verdrängten Gefühlen und Gedanken (v.a. durch ein gezieltes Nachfragen der Therapeuten), durch einen Wechsel der Perspektive (u.a. auch durch Einnahme der Täterperspektive) sowie durch die Einordnung des Geschehens in einen Lebenszusammenhang. Letztere kann erleichtert werden, indem »Mein Leben in 10 Jahren« als szenisch imaginiert wird.

Das Ziel dieser therapeutischen Schritte ist es, dass die Klientin die negative und verbitterte Position verlässt und eine Sinnperspektive erhält, z.B. durch das Entdecken positiver Konsequenzen der Ereignisse.

Methode der unlösbaren Probleme

Eine geeignete Technik, um den therapeutischen Zugang zu erleichtern, ist die »Methode der unlösbaren Probleme«. Dabei werden die oben genannten Verarbeitungsschritte an fiktiven Situationen trainiert, die nicht direkt mit der konkreten Problematik der Klienten in Verbindung stehen. Diese Trainingssituationen enthalten ungerechte, konflikthafte Abläufe aus dem Alltagsgeschehen, an denen drei Personen (Opfer, Täter und Beobachter) beteiligt sind und die üblicherweise zu Reaktionen von Verunsicherung und Verbitterung führen. Im Training wird dann beispielsweise dazu aufgefordert, zunächst die Opfer- und anschließend die Täterperspektive wiederzugeben. Aufgrund ihres fiktiven Charakters berühren sie die Klientinnen nicht so intensiv wie die Beschäftigung mit dem selbst Erlebten. Somit ist ein Training unter besserer affektiver Kontrolle möglich.

2.2.6 Spezielle Therapieformen: Spirituelle Begleitung

Allgemeines

Unter den vielfältigen Ansätzen, die bei der Bearbeitung moralischer Verletzungen und der Veränderung von Wertesystemen bei Einsatzkräften hilfreich sein können, kommt der spirituellen Begleitung als Variante der geistlichen Begleitung eine Sonderrolle zu. Diese basiert nur in Teilen auf der Tradition psychotherapeutischer Schulen, im Wesentlichen schöpft sie ihr Potenzial aus den Grundsätzen christlicher Seelsorge.

Aufgrund der inhaltlichen Beziehungen zwischen Wertorientierungen, Moral und Religiosität, die alle in einem weiteren Sinne der Spiritualität zuzuordnen sind, kann eine Nutzung von Prinzipien und Vorgehensweisen der spirituellen Begleitung eine sinnvolle Ergänzung therapeutischen Arbeitens mit Einsatzkräften darstellen. Daher soll diese hier kurz vorgestellt werden.

Der langjährige geistliche Begleiter Reinhard Körner unterscheidet mentale Begleitung, spirituelle Begleitung und geistliche Begleitung. Während *mentale Begleitung* noch am ehesten der klassischen psychotherapeutischen Beratung und Behandlung entspricht, versucht die *spirituelle Begleitung* eine Annäherung an die »Richtschnur des eigenen Handelns«, eine »Eröffnung tieferer Lebensquellen« und eine Ausrichtung daran. Dabei spielen individuelle Werte und Moralvorstellungen eine wesentliche Rolle. Die *geistliche Begleitung* geht noch einen Schritt weiter und thematisiert ein »Leben aus dem Heiligen Geist«, es stärkt im Wesentlichen die christliche Identitätsbildung (Körner 2015).

Köster (2018) empfiehlt als Grundhaltung geistlicher Begleitung, die Wahrnehmung auf das Gegenwärtige der Begleiteten zu richten und dabei eigene Vorstellungen und Hypothesen über deren etwaige Konfliktfelder zurückzustellen. In schwebender Aufmerksamkeit soll abgewartet werden, bis sich entscheidende Aspekte des Gespräches von selbst zeigen. Dadurch kommen die Begleiteten in Einklang mit sich selbst und »aus dem Einklang erwächst die Einsicht wie ein Geschenk« (Köster 2018).

Der Jesuitenpater und langjährige geistliche Begleiter Franz Jalics (2017) charakterisiert geistliche Begleitung wie folgt: Sie sei eine »Hinführung zur Stille im Umgang mit Menschen, mit Gruppen und in der Seelsorge, […] es geht um die Tiefe der Verständigung im Glauben.

Helfendes Vorgehen in der spirituellen Begleitung

Das besondere Merkmal der spirituellen und geistlichen Begleitung ist nach Jalics somit, dass neben der Dyade von Klient und Begleiter Inhalte des Glaubens als zusätzliche Ebene der Interaktion den Prozess begleiten und bereichern. Es wird darauf vertraut, dass im Begleitprozess Wege zur Lösung von Konflikten und zur psychischen Heilung im hilfesuchenden Menschen bereits angelegt sind und nur gemeinsam entdeckt und zur Wirkung gebracht werden müssen. Dabei ist es notwendig, im Gespräch ein Klima des Vertrauens zu schaffen, »in dem der Gesprächspartner sich ruhig und ohne Angst vor den Konsequenzen aussprechen kann. Diskrepanzen zwischen der Realität und dem Selbstbild der Klientinnen können dadurch offen verbalisiert werden, sodass eine Verschiebung und ein Ausagieren in körperlichen und psychischen Symptomen zunehmend weniger notwendig werden.

Sicherheit und Selbstbestimmung. Es bedarf dafür »einer Selbstständigkeit ohne das geringste Zeichen einer Bedrohung, damit der Gesprächspartner in sich selbst eindringen kann, bis in jenen inneren, religiös bestimmten Bereich«. Dieses Klima kann nur dann entstehen, wenn der Therapeut zumindest zu Beginn auf Interventionen wie urteilen, deuten, prüfen oder Rat geben weitgehend verzichtet. Ein erster Schritt zur Entwicklung von Sicherheit und Selbstbestimmung im geistlichen Begleitgespräch sollte die gemeinsame Erarbeitung von Vertrauen in die Wirksamkeit der inneren Prozesse der Begleiteten sein. Diese bringen ihre Themen im eigenen Rhythmus und nach eigenem Belieben zum Ausdruck. Sie sollen spüren, dass sich die Begleiter auf ihre individuelle Art zu sprechen einstellen.

Liebevoller Bezug. Diese Einstellung setzt einen »liebevollen Bezug« zur Person und zu ihren Problemen voraus. Dieser wird in allen Ideen, Empfindungen und Eigenarten vorbehaltlos angenommen. Dies schließt ein »therapeutisches Machtgefälle« aus. Und jedes Verhalten, das eine solche Überlegenheit zum Ausdruck bringen könnte, wird vermieden. Demgegenüber gilt es in der geistlichen Begleitung aber durchaus als legitim, wenn die Begleiterinnen Lösungsentwürfe aus der eigenen Biografie benennen und als mögliches Leitbild anbieten. Sie stärken dadurch ihre Authentizität. Voraussetzung ist allerdings eine ausgeprägte menschliche und emotionale Erfahrung und Reife der geistlichen Begleiter, die die Angst vor der eigenen Verunsicherung angesichts des Öffnungsprozesses mindert und eine herzliche Beziehung fördert, ohne besitzergreifend zu werden.

Spiegelung. Ein in der geistlichen Begleitung häufig angewandtes Instrument, um die Reflexion der Klientinnen zu fördern, aber gleichzeitig als Begleiter ein hohes Maß an Zurückhaltung zu üben, ist die Spiegelung. Dabei wiederholt der Begleiter das vom Klienten Gesagte wertungsfrei und ermuntert den Patienten, den Fluss der Gedanken aufrechtzuerhalten.

> Jalics (2017) sagt über Spiegelungen: »[...] dementsprechend müssen unsere Antworten seine [des Begleiteten] Erfahrung auf dieselbe Weise widerspiegeln, wie er sie mitzuteilen beabsichtigt. Sie müssen mit dem Gesagten übereinstimmen oder er muss sie wenigstens als seine Mitteilung anerkennen. [...] Sie erwecken im Gesprächspartner das Gefühl der Sicherheit, verstanden zu sein, und ermuntern ihn, sich in seine Erfahrung furchtlos und selbstständig hinein zu leben.«

Ergänzend kann die Begleiterin die möglichen Empfindungen während der Erzählung spiegeln, die Patienten häufig nicht bewusst wahrnehmen können. Dies setzt ein hohes Maß an Einfühlungsvermögen voraus.

Erhellung. Auch die »Erhellung« kann als Variante der Spiegelung verwendet werden. Im psychotherapeutischen Kontext ist sie der Deutung vergleichbar. Sie stellt eine Interpretation von Inhalten dar, die bis zu diesem Zeitpunkt zwar unmittelbar aus dem Gesprochenen ableitbar, aber nicht bewusstseinsfähig sind. Hier besteht allerdings die Gefahr, dass durch die Hinweise der Begleitenden die eigene Sichtweise der Betroffenen zu wenig zum Ausdruck kommt. Dies kann das Selbstgefühl wiederum schwächen und sollte daher mit Vorsicht und eher zu einem späteren Zeitpunkt im Gespräch angewandt werden.

Beispiel

Klient: »Ich habe in der Einsatzsituation x nicht helfen können, das werde ich nie vergessen.«

Mögliche Reaktionen der geistlichen Begleiter:

- Spiegelung: »Sie können das Ereignis nicht vergessen.«
- Emotionale Klärung: »Sie empfinden Enttäuschung.«
- Erhellung: »Es fällt Ihnen schwer, sich zu vergeben.«

Erkenntnis durch Schweigen. Nicht zuletzt kann auch durch Stille bzw. durch Schweigen Erkenntnis entstehen. Schweigen schafft Raum für die innere Entwicklung der Begleiteten. Schweigen kann darüber hinaus eine unausgesprochene Vertrautheit und Harmonie schaffen.

Jalics (2017) spricht auch vom Schweigen als einem »Träger der Liebe«.

Besonders wichtig ist die Zurückhaltung der Begleitenden bei zornigen Klienten, die sich, wie im Manualteil, Kapitel 5 ausgeführt wird, unter Einsatzkräften häufiger finden. Zorn kann den Zugang zur Erkenntnis erschweren oder blockieren, und so ist es wichtig, ihm zunächst im Gespräch Raum zu geben, sodass er sich in Worten abarbeiten kann. Erst danach kann Offenheit für eine weitere konstruktive Entwicklung entstehen. In dieser Phase ist dann auch eine stärkere Aktivität der Begleiter sinnvoll.

In Verbindung mit dem beschriebenen Prozess der Aussprache und Klärung bieten sich verschiedene Vorgehensweisen und Übungen an, um die spirituelle Entwicklung weiter zu vertiefen. Eine Variante ist der Einsatz mäeutischer (»gebärender«) Fragen, die den Begleiteten Hilfestellungen für weitere Erkenntnisse geben können (Dröge et al. 2019).

Beispiele mäeutischer Fragen im Begleitprozess sind:

- »Wer steht an Ihrer Seite?«
- »Wer setzt sich für Sie ein?«
- »Wer/was hilft Ihnen jetzt weiter?«

KAPITEL 3

Moralische Verletzungen und Wertorientierungen – eine theologische Perspektive

In den vorausgegangenen Kapiteln wurden enge Verbindungen zwischen persönlichen Wertorientierungen, moralischen Verletzungen und posttraumatischen psychischen Belastungen und Erkrankungen aufgezeigt. In den vergangenen Jahren konnten auch Zusammenhänge zwischen Traumaverarbeitung und Religiosität wissenschaftlich nachgewiesen werden. Mit Religiosität ist bei zahlreichen inhaltlichen Überschneidungen die mehr institutionalisierte bzw. kirchliche Ebene spirituellen Erlebens gemeint.

So war beispielsweise bei einer Untersuchung an amerikanischen Veteranen eine stärker ausgeprägte Religiosität, die sowohl im Hinblick auf ihre extrinsisch-soziale Motivation als auch auf subjektive Konzeptionen des Göttlichen erfasst wurde, mit einem verminderten Schweregrad der posttraumatischen Belastungsstörung und Depression assoziiert (Tran et al. 2012). Auch in anderen Populationen konnten diese Ergebnisse repliziert werden: So führten stärkere religiöse Überzeugungen bei 293 Traumaopfern zu geringerer posttraumatischer Symptomatik. Wurde Religion als Copingstrategie in einer aktiven kirchlichen Gemeinschaft genutzt, verstärkte sich das religiöse Gefühl nach dem Trauma. Kam es dagegen zu einer Erschütterung religiöser Grundannahmen, war eine Verminderung zu erkennen (Kuile & Ehring 2014).

Derartige Befunde, die in diesem Rahmen nur exemplarisch wiedergegeben werden können, geben Anlass, im Folgenden einen tieferen Einblick in die Beziehungen zwischen Religiosität und Traumaverarbeitung zu nehmen.

3.1 Über die Möglichkeit moralischer Veränderungen – Biblische Ressourcen

Von Militärpfarrer Thomas Thiel

1948 stellte die Gründungsversammlung des Ökumenischen Rates der Kirchen in Amsterdam fest: »Krieg soll nach Gottes Willen nicht sein.« Abgesehen davon, dass es einer gewissen theologischen Verwegenheit bedarf, zu meinen, so genau über den Willen Gottes Bescheid zu wissen, ist damit das Dilemma, in dem wir stehen, nur benannt: Denn es scheint auch nach 1948 genug Menschen gegeben zu haben und noch immer zu geben, nach deren Willen Krieg sehr wohl sein soll. Und vielleicht möglichst auch nicht enden sollte, weil damit Geld zu verdienen und Einfluss zu vergrößern ist. Krieg existiert in dieser Welt – und wer ihn (aus religiösen Gründen) ethisch für verwerflich hält, muss begründen, warum er dies tut. Welche Möglichkeiten es gibt, damit umzugehen, dass Menschen als Soldatinnen und Soldaten in Kriegshandlungen töten, dass sie Töten nicht verhindern können oder an Leib und Seele verletzt irgendwie weiterleben? Von den physischen und psychischen Verletzungen der Zivilbevölkerung und ihren Opfern ganz zu schweigen.

In diesem Beitrag möchte ich versuchen zu beschreiben, welche theologischen Ressourcen in der Reflexion über biblische Texte liegen, in denen von Veränderungen moralbedingter Verhaltensmuster so die Rede ist, dass sie heute dazu beitragen können, Menschen zu helfen, die bei der Ausübung ihres Berufes moralische und/oder spirituelle Verletzungen erlitten haben (Thiel 2019). Insbesondere also Soldaten, Polizisten, Angehörige der Feuerwehr und anderer Hilfsorganisationen, in denen Menschen mit verschiedenen Formen von Gewalt konfrontiert sind. Durch die (exemplarische) Beschäftigung mit der Geschichte Lots und seiner Familie sowie Auszügen aus der Bergpredigt möchte ich zeigen, wie die therapeutische/psychiatrische Beschäftigung mit dem Thema Scham und Schuld seelsorglich/theologisch begleitet werden kann, und daraus einige Perspektiven formulieren, die sich (auch für interdisziplinäre Arbeit) daraus ergeben könnten.

3.1.1 Zugänge

(1) Eine der eindrücklichsten literarischen Beschreibungen der Verursachung einer moralischen Verletzung findet sich in Louis-Ferdinand Célines Roman »Reise ans Ende der Nacht«, der zurecht zu den wichtigsten Romanen des 20. Jahrhunderts zählt. Nach einem Angriff der Deutschen (im Ersten Weltkrieg) kommt ein Bote (der »Berittene zu Fuß«) »völlig fertig, zitternd« im französischen Camp an und berichtet dem kommandierenden Oberst:

> »Quartiermeister Baroussse ist soeben gefallen, Herr Oberst«, sagte er in einem Zug.
> »Und?«
> »Als er den Brotwagen holen wollte, auf der Straße nach Les Etrapes, Herr Oberst!«
> »Und?«
> »Eine Granate hat ihn zerrissen!«
> »Und, verflucht nochmal?«
> »Sonst nichts! Herr Oberst ...«
> »Das ist alles?«
> »Ja, das ist alles, Herr Oberst.«
> »Und das Brot?«, fragte der Oberst. (Céline 2020, S. 23)

Der Krieg verschiebt sämtliche moralische Kategorien. Wertorientierungen, die im »Zivilen«, in ruhigen Friedenszeiten, für selbstverständlich oder wenigstens für einsichtig-kommunizierbar gehalten werden, brechen weg. Eine große Schwierigkeit besteht freilich darin, dieses Wegbrechen nachvollziehen zu können, wenn man selbst nicht dabei war. Die Kriegswelt ist eine so vollkommen andere, dass es einer enormen mentalen und imaginativen Anstrengung bedarf, wenn man Menschen begleiten und ihnen helfen möchte, die Dinge erlebt haben, die komplett außerhalb des eigenen Erlebnishorizontes liegen.

Unmittelbar nach dem oben zitierten Gespräch »erwischt« es auch den Oberst. Céline fährt fort:

> »Dem Obersten hier wollte ich nichts Böses. Trotzdem, auch er war tot. Erst konnte ich ihn gar nicht mehr sehen. Weil die Explosion ihn ein Stück den Abhang weiter geblasen hatte, er lag auf der Seite, dem Berittenen zu Fuß in die Arme geschleudert, dem Boten, der war auch hinüber. Sie umarmten einander für jetzt und immerdar, allerdings hatte der Berittene keinen Kopf mehr, nur noch ein Loch auf dem Hals mit Blut drin, das glucksend brodelte wie Marmelade im Topf. Dem Obersten hatte es den Bauch aufgeschlitzt, er zog eine grässliche Fratze. Musste böse wehgetan haben in dem Moment, als es geschah. Selber schuld!« (Céline 2020, S. 24)

Das eigentlich Un-erträgliche kommt ins Wort und sprudelt heraus. Das Un-sagbare wird nur im Einzelschicksal fassbar: an dem Menschen, der vor mir sitzt und ähnliche Geschichten erzählt. Fassbarer als in den alltäglichen medialen Reportagen aus den Kriegsgebieten der Welt, die anonym bleiben und abstrakt.

Die Schilderung aus dem »Großen Krieg« ist bis heute nicht überholt, denn es ist die gleiche Fragestellung, die sich auch für uns ergibt: Kann es gelingen, die biblische Tradition so ins Wort zu bringen, dass sie etwas dazu beitragen kann, dass (kriegs-)traumatisierte Menschen besser weiterleben und sie sich neu im Leben orientieren können?

(2) Das Bild, das der Fotograf Walter Kleinfeld im April 1918 bei Zwartemolenhoek (Flandern) aufgenommen hat (s. Abb. 3-1), fokussiert bedrückend die theologische Dimension, die sich »hinter« den Gewalt- und Ohnmachtserfahrungen der Soldaten auftut: Gibt es eine christliche Antwort auf die erlebten Kriegsgräuel? Aus dem wüsten Land der Vernichtung ist jede Farbe gewichen, nur noch Tod und Zerstörung sind sichtbar – und das Kruzifix (es steht übrigens heute noch). Soldaten fragen immer wieder ganz konkret: »Und? Wo ist Gott in Afghanistan? Im Irak? In meinem Leben, das nun voller Bilder ist, die ich nicht mehr loswerde?«

Die Verletzungen, die Soldaten spüren, gehen dabei oft über das Moralische im engeren Sinn hinaus, und ihre existenziellen Fragen brauchen Antworten, wie ein persönlicher Glaube lebbar bleiben kann, der in hiobartige Abgründe gestoßen wurde.

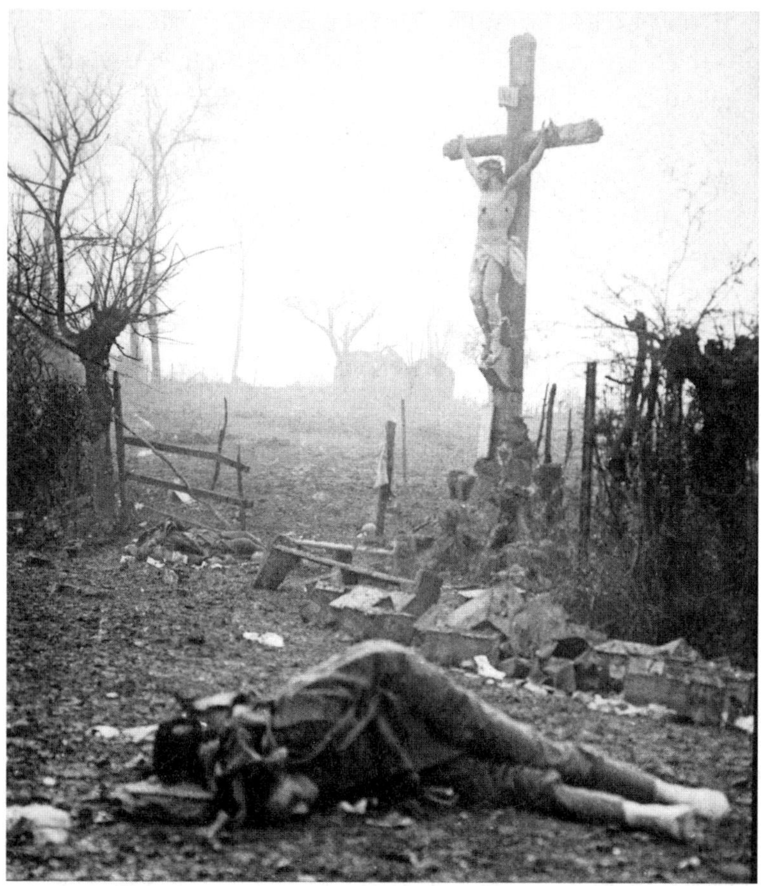

Abbildung 3-1 Walter Kleinfeldt: Zwartemolenhoek (Flandern), 14./15. April 1918; Archiv Foto-Kleinfeldt, Tübingen

(3) Der US-amerikanische Alttestamentler Brad E. Kelle hat in seinem Buch »The Bible and Moral Injury« auf die Chancen eines »doppelten Weges« hingewiesen:

> »The first part of my thesis suggests that moral injury can be a heuristic or interpretive frame of reference through which we can read biblical texts in new ways. […] The other part of my thesis suggests that the study of the Bible can contribute to the ongoing efforts to understand and work with moral injury that

> are being done by psychologists, veterans, philosophers, chaplains, and others.« (Kelle 2020, S. 8 f.)

Mit diesem Ansatz lassen sich aus theologischer Sicht viele neue Erkenntnisse gewinnen, die sich erst erschließen, wenn man die »Traumabrille« aufsetzt und mit einem entsprechenden psychotraumatologischen Wissen biblische Texte noch einmal querliest. Aber auch umgekehrt profitieren die anderen Professionen von biblischen Einsichten: Wenn etwa in den Erzählungen der Genesis grundlegende menschliche Zusammenhänge ins Wort und ins Bild gebracht werden, die von einer potenziellen traumatischen Existenz aller Menschen sprechen (Vertreibung aus dem Paradies, Kain und Abel, Sintflut u. a.).

(4) Der moralische Referenzrahmen, der für den traumatisierten Menschen zerbrochen ist und der den persönlichen Lebenssinn nicht mehr »halten« kann, beruht auf den je zur Gewissheit gewordenen Überzeugungen, auf dem, was mir »gewiss« ist – also auf meinem Gewissen. Dieses erlaubt mir, bestimmte Dinge zu tun, und legt mir nahe, andere Dinge zu lassen. In diesem Sinne lassen sich moralische Verletzungen auch als Gewissenskonflikte beschreiben, die auf eine Lösung warten und bis dahin eine Wunde nach der anderen schlagen. Die dahinterliegende Problematik lässt sich knapp so umreißen: Eine freie Gewissensentscheidung kann ich nur dann fällen, wenn ich auch die Konsequenzen überblicken kann, die sich aus der Einsicht in mein Handeln ergeben.

Eine solche Freiheit ist dem Soldaten in seinem Einsatzhandeln sehr oft genommen. Er muss in Unfreiheit handeln oder darf in Unfreiheit nicht handeln. Er »übergibt« quasi seine Gewissheit einer höheren (militärischen) Instanz, die ihm Handlungsanweisungen gibt und die damit auch – für die konkrete Situation – die Verantwortung übernimmt. Nur: Das Erleben dieser Situation bleibt im Bewusstsein des Soldaten und die Erinnerung daran bestimmt ihn weiterhin und wird ihm auch nicht durch die entsprechende Instanz abgenommen. Die Konsequenzen, die sich damit aus seinem zwangsweise unfreien Handeln ergeben haben – etwa dass Menschen durch ihn getötet oder verletzt wurden – belasten seine Seele in massiver Weise. So stellt sich notwendigerweise die Frage nach der Schuld, die sich zur Scham auswachsen kann und das Leben massiv beschwert. Theologisch wäre hier in Anknüpfung an Paulus, der diese Frage im Römerbrief, Kapitel 7, diskutiert, die Frage nach dem Wirken des »Gesetzes« weiter zu bedenken.

(5) Hans Joas (2015) hat auf drei Spezifika der Kommunikation über Werte hingewiesen, die von großer Bedeutung sind. Zum einen ist zu berücksichtigen, dass wir durch eine affektive Intensität an Werte gebunden sind, die weit über kognitive Bindungen hinausgeht. Wir sind des Weiteren zwar nicht immun gegenüber Infragestellungen unserer Werte, da sie aber auf Gewissheiten beruhen, bedarf es in der Regel mehr als eine kognitive Kommunikation, um sie infrage stellen zu können. Schließlich bilden Werturteile »Gruppen oder Cluster«, die sich zum Teil über längere Zeiträume bilden und sich damit sperrig gegenüber Veränderungen verhalten.

Gerade implizite religiöse/theologische Wertvorstellungen (die sich zum Teil weit außerhalb kirchlicher religiöser Regelsysteme bewegen), lassen sich oft nur schwer verändern. Durch die große affektive Intensität der Erfahrungen, die Soldaten nun in Auslandseinsätzen erleben, gerät das Gefüge moralischer Überzeugungen in existenzielle Herausforderungen. Im besten Fall kann es dann interdisziplinär gelingen, dass es zu einem »post traumatic spiritual growth« kommt.

3.1.2 Lot und seine Familie

In der Begleitung traumatisierter Menschen können insbesondere Texte aus dem Ersten Testament mit ihren wirkmächtigen Bildern eine große Hilfe sein. Dabei ist mit Franz Rosenzweig (1984) von der Endgestalt der Schrift als »unserem Lehrer« auszugehen. Es geht darum, die Bilder vor dem inneren Auge entstehen zu lassen, damit die in den Texten verschriftlichen Orientierungshilfen affektiv erschlossen werden können.

Ich wähle im Folgenden beispielhaft einen Erzählzusammenhang aus und lehne mich in meiner Argumentation auch an die Erkenntnisse der US-amerikanischen Alttestamentlerin Nancy Bowen (2017) an, die sich schon lange mit der Thematik beschäftigt.

Die »Vorgeschichte« der dramatischen und traumatogenen Ereignisse, die in Genesis 19 geschildert werden, findet sich in Genesis 14: Im Verlauf mehrerer kriegerischer Ereignisse werden die Städte Sodom und Gomorra geplündert und Lot wird mit seiner Familie nach Syrien verschleppt. Als sein Onkel Abram – von Genesis 17,5 an wird Abram dann Abraham genannt – davon erfährt, setzt er den Aggressoren nach und befreit seinen Neffen. Lot kehrt nach Sodom zurück. Wir ahnen nur, was der Text nicht ins Wort fasst: Die Verschleppung und Kriegsgefangenschaft der Lot-Familie lässt nicht nur deren Sicherheit wegbrechen, in Sodom einen sicheren Ort gefunden zu haben, die psychischen Folgen dürften fatal gewesen sein. Schon im Vorfeld (Genesis 13,13) war zudem die Bosheit der Sodomiter thematisiert worden – umso erstaunlicher, dass Lot nun nach der Befreiung wieder in die Stadt zurückkehrt, die ihn als Fremdling nicht gerade wohlgesonnen erscheint.

Als die Situation in Sodom weiter eskaliert, beschließt Gott einzugreifen. So kommt es in Genesis 18 zu dem berühmten Handel zwischen ihm und Abraham, an dessen Ende man sich darauf einigt, dass Gott bei zehn nachweislich Gerechten auf die Zerstörung der Stadt verzichtet.

Doch nicht einmal diese Zehn finden sich. So sendet Gott zwei Engel (in Menschengestalt) nach Sodom, um Lot und seine Familie vor dem Inferno zu retten. Damit nimmt eine moralisch zutiefst verstörende Entwicklung seinen Lauf. Als der »Mob« realisiert, dass Fremde in Lots Haus sind, strömen »Jung und Alt« herbei und fordern die Herausgabe der beiden Männer, um sie zu vergewaltigen. Lot hält sich weiterhin tapfer an das heilige Gastrecht und stellt seine beiden jungfräulichen Töchter statt der Gäste zur Verfügung.

Diese Szene ein absolutes moralisches Desaster zu nennen klingt fast noch zu harmlos, so brutal ist das Bild. Menschen werden zu »Berserkern«, sie verlieren jede kognitive Kontrolle über ihr Handeln. Möglicherweise – falls sich derartige Vorgänge überhaupt »erklären« lassen – lässt sich das Verhalten der Sodomiter vor dem Hintergrund der Kriegsgräuel verstehen, die die Sodomiter eine Generation zuvor selbst erlebt hatten. Jeder Fremde muss für sie ein potenzieller Aggressor gewesen sein, der gedemütigt, erniedrigt, getötet werden muss. Möglicherweise ist hier auch die transgenerationale Weitergabe von (Kriegs-)Traumata von Bedeutung, die auch heute bis in den Bundeswehrkontext hinein von Bedeutung ist. Ein Soldat, dessen Familie aus Kasachstan stammt, erzählte mir einmal, dass sein Vater mit der Roten Armee 1989 in Afghanistan einmarschiert und dort gefallen sei. Er müsse jetzt immer wieder dorthin, »um die Sache in Ordnung zu bringen.«

Es ist damit zu rechnen, dass potenziell jeder Mensch, der in Kriegshandlungen verwickelt wird, sich nicht mehr »in der Hand hat«. Der US-amerikanische Psychiater Jonathan Shay (1998) hat dieses Verhalten als einer der Ersten ausführlich untersucht und schreibt als Fazit: »Ich glaube, wenn eine Person einmal in die Berserkerphase eingetreten ist, dann ist sie für immer verändert« (S. 145).

Lot will durch seinen verzweifelten Rettungsversuch zwar das Leben der Gäste schützen, zerstört dabei aber die moralischen Werte seiner Töchter in fundamentaler Weise. Sie zu opfern und den potenziellen Vergewaltigern auszuliefern, heißt, das Todesurteil über sie zu sprechen. Dazu kommt es dank der Intervention der Engel dann doch nicht, und der Mob wird daran gehindert, das Haus zu stürmen. Lot kann deshalb am nächsten Morgen mit seiner Familie fliehen. Als seine Frau das Verbot, sich umzudrehen, missachtet, erstarrt sie ob des sodomitischen Infernos zur Salzsäule – im Traumakontext eine typische Erstarrungsreaktion (»freezing«). Zu einem denkwürdigen Ende der Erzählung kommt es ein paar Tage später in einer Höhle im Gebirge. Nun handeln die zuvor ohnmächtigen und mehrfach traumatisierten Töchter, und es kommt zum doppelten sexuellen Missbrauch durch die Töchter an Lot, den sie zuvor betrunken gemacht hatten.

Sämtliche moralischen Werte der Lot-Familie scheinen zerbrochen zu sein. Eine Situation, in der sich auch viele Soldaten auf zweifache Weise wiederfinden. Zum einen: Die moralischen Kodizes, die sie in den Einsatzländern vorfinden, sind oft nicht mit ihren eigenen kompatibel. Zu unterschiedlich sind die Referenzrahmen, die da aufeinanderprallen. Zum anderen: Bei der Rückkehr nach Deutschland ist das »draußen« Erlebte dann wiederum nicht mehr mit dem heimatlichen Moralkodex vereinbar. Der Rahmen hält nicht mehr, und es stellt sich nun die Frage, wer und wie hier etwas Heilendes geschehen kann.

Die Geschichte der Lot-Familie ist jedoch mit Genesis 19 nicht zu Ende. Lot selbst wird zwar nicht mehr erwähnt, aber seine (inzestuösen) Nachkommen leben später als Moabiter und Ammoniter in unmittelbarer Nachbarschaft des dann sesshaft werdenden Volkes Israel. Im Duktus des Ersten Testaments können wir deshalb das biblische Buch Ruth als Fortsetzung und »Lösung« der traumatischen Verhängnisse der Lot-Familie verstehen.

Der US-amerikanische Psychiater Brett T. Litz hat 2009 in einem grundlegenden Aufsatz moralische Verletzungen und »moral repair« untersucht (Litz et al. 2009). Damit es zu Heilungen (»repair«) kommen kann, müssen emotionale Lebenserfahrungen »korrigiert« werden. Dies ist möglich »by doing good deeds and positive judgements about the world by seeing other do good deeds, as well as by giving and receiving care and love« (Litz et al. 2009, S. 701). Eine Korrektur der massiven traumatogenen Ereignisse, die in Genesis 14 und 19 erzählt wurden, findet nun im Buch Ruth statt. Die durch eine Hungersnot in Israel nach Moab emigrierte Familie um Noomi und ihren Mann Elimelech erlebt dort nur Gutes. Sie bekommen als Fremde (es wird das gleiche Wort wie in Genesis 19,9 verwendet) Gastrecht. Die Söhne heiraten moabitische Frauen, und die Protagonistin Ruth lässt sich nach dem Tod der Männer auch nicht daran hindern, mit ihrer Schwiegermutter Noomi nach Israel zurückzugehen. Dort tritt sie in den Dienst des Boas, einem entfernten Verwandten ihrer Schwiegermutter. Er achtet auf sie, schützt sie vor Übergriffen und wendet sich ihr immer mehr liebevoll zu. Am Ende »löst« er sie aus und heiratet sie. Dieses Happy End ist mehr als eine private Liebesgeschichte, es ist die Heilung der traumatischen Verwundungen aus der Lot-Zeit. Es kommt völkerübergreifend zur Reparation des Vergangenen. Litz formuliert den Sachverhalt sehr eindrücklich, indem er beschreibt, dass es darum geht, »to draw a firm line around the past and its related associations, so that the mistakes of the past do not define the present and the future and so that a pre-occupation with the past does not prevent possible future good« (Litz et al. 2009, S. 704).

Die gesellschaftlichen und die persönlichen moralischen Verletzungen, die »Sünden der Väter« müssen nicht auf ewig die Zukunft der Töchter und Söhne bestimmen. Die Lot-Geschichte ist dafür ein sehr eindrückliches Beispiel, das seinen Höhepunkt ja dann damit erreicht, dass aus der Verbindung der Moabiterin Ruth mit dem Israeliten Boas drei Generationen später der für Israels Zukunft so wichtige König David entspringt.

In der Geschichte der Lot-Familie wird uns schonungslos vor Augen geführt, in welche moralischen Abgründe das Verhalten von Menschen in Krisen- und Bedrohungssituationen führen kann. Die Werteverluste sind enorm. Die biblische Tradition beeindruckt in dem geschilderten Zusammenhang mit einem langen Atem, um die Heilung der (moralischen) Wunden nachvollziehen zu können. Geschichten wie diese im Traumakontext als Spiegel zu benutzen, halte ich für sinnvoll und äußerst hilfreich. Wer sich auf die Suche macht, wird immer wieder weitere »moral injury and repair stories« im Ersten Testament finden.

Zwei besonders eindrückliche Zusammenhänge seien aber explizit erwähnt:

(1) Die für Adam und Eva zutiefst beschämende Aufdeckung ihres grenzüberschreitenden Handelns durch den Genuss der verbotenen Frucht vom »Baum der Erkenntnis« im Garten Eden (Genesis 2) führt zu einem ersten holprigen Versuch, die »Scham« mit geflochtenen Feigenblättern zu bedecken (Genesis 3,7). Sie hatten gegen den von Gott formulierten und lebensförderlichen Moralkodex eklatant verstoßen und erkannten dies nun mit offenen Augen. Gott ist hier nicht kleinlich, im Gegenteil: Seine Großzügigkeit, von so gut wie allem Obst naschen zu können, wurde missbraucht. Der Sicherheit stiftende Rahmen moralischen Verhaltens diente den Menschheitsrepräsentanten zum Guten.

Gottes Reaktion auf die mittlerweile sicher verdorrten Feigenblattreste gehört für mich zum schönsten, was die Schrift ins Wort gebracht hat: »Gott, der HERR, machte für Adam und seine Frau Kleider aus Fellen und zog sie ihnen an« (Genesis 3,21). Nicht nur, dass Gott ein Tier opfert, er legt selbst Hand an und findet auch eine nachhaltige und praktikable Lösung des Problems. Damit heilt er die entstandene Verletzung. Er will nach dem schlangeninduzierten moralischen Desaster keine weitere negative Eskalation im Verhältnis Gott – Mensch, sondern bahnt den Heilungsweg durch Fürsorge an. Für das Ursprungspaar (und damit uns alle) heißt das: Gott heilt und schützt das, was wir selbst nicht heilen und schützen können, er hüllt uns wärmend ein und setzt einen neuen moralischen Rahmen (der in der Aufgabenverteilung an Mann, Frau und Schlange klar formuliert wird), der aber nun freilich außerhalb des »frame of paradise« zu gelten hat. Dass es dort gleich wieder moralisch desaströs weitergeht, steht auf einem anderen Blatt (Thiel 2019).

Ein Erzählen der Bekleidungsgeschichte kann bei belasteten Menschen hochwillkommene Fragen und Reaktionen auslösen: Was wärmt mich, welchen Schamschutz brauche ich, wem mag ich mich zeigen?

(2) Eine weitere »repair story« stellt die Josephsgeschichte in Genesis 37–50 dar. Die erste Lebenshälfte von Joseph, dem Lieblingssohn Jakobs, ist gespickt von traumatischen Ereignissen. Um nur drei hervorzuheben: Zum einen wird er von seinen Brüdern in eine ausgetrocknete Zisterne geworfen, nachdem er sich zuvor immer wieder durch scheinbar anmaßende Träume extrem unbeliebt gemacht hatte. Auf dem Boden der Zisterne muss er mit dem schlimmsten rechnen und mag mit dem Leben bereits abgeschlossen haben. Das andere: Eine vorbeiziehende Karawane rettet ihm zwar das Leben, denn nun wird er von den Brüdern nicht getötet werden, sondern mit Gewinn an die Händler in die Sklaverei verkauft. Was mag er dabei in den Augen seiner Brüder gesehen haben? Welche große moralische Verletzung mag er dabei erlitten haben? Welch tiefer Schmerz muss ihn nach Ägypten begleitet haben? Die Wunden, die gerade nahestehende Menschen schlagen – im soldatischen Kontext ist es oft das Verhalten von Vorgesetzten – sind besonders schmerzhaft und heilen besonders schlecht. Schließlich: Als er in Ägypten als Sklave in einem vornehmen Haushalt unterkommt, versucht die Ehefrau seines Besitzers Potiphar ihn zu verführen. Er flieht, wird gefasst und unter falscher Anklage – er hätte versucht, die Frau zu verführen – ins Gefängnis geworfen. Sein Versuch, die Prinzipien seiner Sexualmoral aufrechtzuerhalten, enden mit Verrat und ungerechter Bestrafung fatal.

Am Ende der Josephsgeschichte, als es zum Showdown zwischen Joseph und seinen Brüdern kommt, ist die Spannung mit Händen zu greifen. Sie waren wegen einer Hungersnot nach Ägypten gekommen, um Getreide zu erbitten, dorthin, wo Joseph inzwischen bis ins höchste Amt unter dem Pharao aufgestiegen war. Als er sich zu erkennen gibt, rechnen sie mit dem Schlimmsten. Doch Joseph ist inzwischen »geheilt«. Er muss nicht mehr für eine vermeintliche Gerechtigkeit sorgen. Er hat erkannt, dass es einen größeren Plan für sein Leben gab. Durch alles Leiden, durch alle Verletzungen hindurch ist er gereift und muss nicht »Auge um Auge« den Brüdern heimzahlen, was sie nach weltlichem Gerechtigkeitsempfinden verdient hätten. Es gibt kaum großmütigere, reifere Worte in der Schrift als Josephs Rede an seine Brüder (Genesis 50,19 f.): »Habt keine Angst! Wie könnte ich denn Gottes Entscheidung infrage stellen? Ihr hattet Böses mit mir vor, aber Gott hat alles zum Guten gewendet.«

Wenn es gelingt, in Begleitungen über das persönliche Erleben – wie schwer es auch immer gewesen sein mag – auf eine andere Ebene zu kommen, auf der die Sinnhaftigkeit des bisher Erfahrenen neu in den Blick gerät, ereignet sich »post traumatic growth« – und es ist gelegentlich spürbar, dass ein Friede erlebt wird, der nicht menschengemacht ist.

Diese Andeutungen mögen Anregungen sein, weitere Zusammenhänge zu entdecken, von denen es in der Bibel sehr viele gibt. Um begleitend damit arbeiten zu können, bedarf es aber sicherlich der persönlichen Erfahrung von Heilung im eigenen Leben. Einer eigenen Erfahrung von Vergebung und Versöhnung.

3.1.3 »Ich bin gekommen, um das Gesetz und die Propheten zu erfüllen« (Matthäus 5,17)

Der Anspruch Jesu Christi ist eindeutig: Er interpretiert den Moralkodex, wie er in der Gesetzgebung des Ersten Testaments formuliert ist, kraft seiner Autorität als Messias neu und damit maßgeblich. Sein neuer Referenzrahmen ist für die Menschen, die sich in seine Nachfolge begeben, bestimmend. Anders gesagt und im Bild gesprochen:

Der alte Rahmen wird nicht zerstört, sondern in einen größeren integriert. Er wird durchlässig zu neuen Wertungen hin, die die alten nicht außer Kraft setzen, sondern eben horizonterweiternd in einer Perspektive erscheinen lassen, die bis zum Ende dieses »Äons«, dieser Weltzeit, Gültigkeit besitzt, also nach biblischem Verständnis bis zur Wiederkunft des Messias aus dem »Wolkigen«.

Wenn wir also mit dem Zweiten, dem Neuen Testament nach möglichen heilsamen Werteveränderungen fragen, so tun wir das immer aus der Perspektive des wertegebenden und -vermittelnden Christus Jesus. Eine besondere Relevanz erfährt diese moralische Neuordnung durch die (traumatische) Geschichte des Jesu Christi selbst. Das Geschehen auf Golgatha, das nach brutaler Folter durch die römische Soldateska im Kreuzestod endete, erfuhr seine »Aufhebung« durch die drei Tage später stattfindende Auferstehung. Folgt man der Logik der Evangelien, so ist Jesus Christus in dieser Hinsicht das Paradigma für das Geschehen, das wir »post traumatic growth« nennen. Das Nicht-in-der-Todesfinsternis-Bleiben wird durch den Ostermorgen eindrücklich erfahrbar. Um so einleuchtender erscheinen daher auch die Ostererzählungen über die Erfahrungen derer, die dem Auferstandenen in dessen neuer, alle Traumata überwundenen Gestalt begegnet sind. Wessen traumatische Wunden geheilt sind, der ist eine »neue Kreatur« (2. Korinther 5,17), er ist nicht mehr an die Bedingungen und Grenzen der materiellen Welt gebunden.

Ich möchte an ausgewählten Stellen der Bergpredigt des Matthäus 5–7 zunächst einige Werteveränderungen nachvollziehen, die Jesus Christus für maßgeblich gehalten hat und die für unseren Kontext bedeutsam sind (Punkt 1). Anschließend werde ich an der Geschichte des Petrus kurz erläutern, wie sich dies konkret beschreiben lässt, und damit eine Anregung geben, wie damit in Begleitungen gearbeitet werden kann (Punkt 2).

(1) In der Lehrrede auf dem Berg skizziert Jesus Christus zunächst in den sogenannten »Seligpreisungen« (Matthäus 5,3–12) den positiven Horizont, der für diejenigen gültig werden wird, die bereit sind, sich mit seiner Botschaft, seinem Evangelium auseinanderzusetzen und es dann in ihr Leben zu integrieren. Die Seligpreisungen der Sanftmütigen, Barmherzigen, der Menschen mit reinem Herzen

usw. mögen jeweils auf eine Tradition zurückgehen, die in verschiedenen Kontexten schon länger wirkmächtig war. Entscheidend hier ist nun, dass diese Seligpreisungen als Gesamtheit etwas beschreiben, das alle, die sich auf sie einlassen, zur Veränderung ihres Selbst-, Menschen-, und Gottesverständnisses führt. Wer sich im »Rahmen« dieser Überschriften moralisch bewegt, wird nicht umhinkommen, seine bisherigen Vorstellungen gründlich zu revidieren. Dies muss hier sehr plakativ und unbegründet im Diskursraum stehen bleiben, eine ausführliche Erörterung ist im Rahmen dieses Buches nicht möglich.

Ich möchte diese Behauptung über die Seligpreisungen als Arbeitshypothese benutzen, um die im darauffolgenden Text (Matthäus 5,21 ff.) konkretisierten moralischen Standards in einen größeren Rahmen zu stellen: Jesus Christus gelingt es, mit seinem oben erwähnten Reframing den von den Vorfahren übernommenen Moralkodex aus seiner kollektiven Verortung in eine individuelle Verantwortung zu überführen und damit zu radikalisieren.

Für unseren Kontext von großer Bedeutung ist die Thematik des Tötens, die in Matthäus 5,21–26 erörtert wird. Jesus Christus nimmt das »alte« Gebot »Du sollst keinen Mord begehen« auf, um es zurückzuführen auf Seelenregungen, die sich in unterschiedlicher Qualität und Emotionalität im persönlichen Verhältnis zu anderen Menschen zeigen können. Die »schiefe Bahn«, die zum Mord führen kann, beginnt mit Beschimpfungen und negativen Gefühlen. Damit wird die Eigenverantwortlichkeit des moralischen Handelns in den Mittelpunkt all meines Tuns gerückt. Niemand kann sich darauf zurückziehen, dass er zu einem Mord aufgefordert wurde. Was für jeden Menschen gilt, hat für den Soldaten existenzielle Bedeutung: Sollte sich aus seinem Handeln eine negative psychische Konsequenz abzeichnen, so ist er gefordert, die Ursprünge seines Tuns zu bedenken.

Für Soldaten ist es deshalb von größter Bedeutung, dass sie sich entsprechend der sogenannten »rules of engagement« verhalten. Diese Verhaltensregeln sind auf einer Taschenkarte festgehalten, die jeder im Einsatz ständig bei sich trägt. Das soll verhindern, dass es zu Grenzüberschreitungen kommt, die fatale Folgen für das Seelenleben des Einzelnen haben würden. Es kann aber auch sein, dass aufgrund eben dieser Regeln ein Eingreifen in einer konkreten Situation nicht möglich ist und dann dadurch moralische Verletzungen entstehen.

Jesus geht aber noch tiefer, indem er auf die innersten Regungen des Herzens hinweist, die es zu beachten gilt. Wer hier nicht klar ist, wessen Werte hier nicht stabil sind, der wird im Ernstfall in große innere Konfusion geraten und darüber möglicherweise erkranken. Konkretes Beispiel: Auf offener Straße schlägt ein Afghane, eine (seine?) Frau. Eigentlich müsste ich eingreifen. Aber es wird mir von übergeordneter Stelle untersagt, weil die Gefahr für mich und die eigenen Kameraden zu groß ist. Nun muss ich meine aufkeimenden Emotionen, meine Wut und Aggression dem Afghanen gegenüber wahrnehmen, kann das (offensichtliche?) Unrecht verurteilen – und darf doch nicht eingreifen. Es bedarf eines extrem hohen Maßes an Selbstdisziplin, das sich durch die Hinweise Jesu Christi erlernen lässt.

Eine seelsorgliche Begleitung in diesem Kontext kann bedeuten, immer wieder auf die Ursprünge des je eigenen moralischen Kanons aufmerksam zu machen und darauf hinzuweisen, dass es möglich ist, an den tiefen Motivationen zu arbeiten, die meinen Wertekanon definieren. Dazu braucht es freilich das Vertrauen des Begleitenden, dass solche Entwicklungen möglich sind, christlich gesprochen also das Vertrauen auf die Wirkmächtigkeit des Heiligen Geistes, der zu einer vernünftigen Einsicht befähigt.

Eine zweite, hochbrisante Passage der Bergpredigt stellt der Abschnitt über die Feindesliebe, Matthäus 5,43–48 dar. In so manchem meiner Gespräche mit Soldaten ging es um die Frage des Unterschieds zwischen »Feind« und »Gegner«. Manchmal gelang es, gemeinsam wenigstens die Möglichkeit zu bedenken, dass der »Andere« auch ein Mensch wie du und ich ist. Dass er vielleicht ein Familienvater ist, der sich aus Not den Taliban angeschlossen hat, vielleicht aus Verzweiflung, weil er nicht wusste, wie er seine Familie über den Winter bringt und nun Geld dafür bekommen hat, mitzukämpfen. Wenn also im (moralischen) Raum steht, dass um eine Sache gekämpft wird (Frieden, Land, Macht) und dass es nicht darum geht, einander einfach »nur« zu töten, dann eröffnete sich eine heilsame Perspektive, ein »Reframing des Kampfes«. In einen solchen Kontext kann die Aufforderung Jesu Christi, den »Feind«, der eigentlich ein »Gegner« ist, zu lieben, auf fruchtbaren Boden fallen. Er muss nicht mehr gehasst werden, denn ich kann wenigstens versuchen zu glauben, dass er auch ein Mensch ist, wie ich es bin, der leben will, wie ich es will – auch wenn wir uns schwer bewaffnet gegenüberstehen und den anderen töten wollen. Jesu Impuls, einen größeren Horizont in den Blick zu nehmen (Gott lässt die »Sonne über Guten und Bösen aufgehen« – Matthäus 5,45) erleichtert es, neue »Wertigkeiten« ins Denkbare zu rücken. Diesen Perspektivwechsel vorzunehmen und z. B. einmal aus afghanischer Sicht auf deutsche Soldaten und ihr Handeln zu schauen, ist oft ein mühsamer Weg. Gelingt er, beginnen die moralischen Wunden, langsam zu verheilen.

Diese kurzen Beispiele mögen als Anregungen genügen, auch die anderen moralischen Neuinterpretationen Jesu Christi fruchtbar im traumatologischen Kontext weiterzudenken und kreativ ins Spiel zu bringen. Der Hinweis Jesu, dass wir dabei über den »normalen« (= heidnischen) moralischen Kodex hinausdenken müssen, kommt nicht von ungefähr. Der Anspruch, »vollkommen wie der Vater im Himmel« zu werden, ist enorm. Aber ohne diesen Anspruch blieben wir immer hinter unseren Möglichkeiten zurück.

(2) Der Jünger Petrus hatte einen hohen moralischen Anspruch an sich selbst. In einer herausgehobenen Position in der Jüngerschar mag er diesen noch zusätzlich gespürt haben. Als Jesus am Abend vor seinem Tod ankündigt: »Wo ich hingehe, kannst du jetzt nicht mitkommen« (Johannes 13, 36), reagiert Petrus spontan mit der Behauptung: »Ich bin bereit, mein Leben für dich herzugeben!« Petrus überschätzt sich maßlos. Er traut sich zu, den Weg des Christus mitzugehen, egal wohin dies führen sollte. Doch Jesus prophezeit ihm: »Ich sage dir: Noch bevor der Hahn kräht, wirst du mich dreimal verleugnen« (Johannes 13, 38). Und so kommt es dann auch am frühen Morgen: Nach der Gefangennahme Jesu durch die Römer versucht Petrus zwar, in dessen unmittelbarer Nähe zu bleiben, doch auf die Frage von drei verschiedenen Menschen, ob er nicht einer von Jesu Jüngern sei, streitet er dies jedes Mal ab. Und beim dritten Mal kräht der Hahn (Johannes 18,27).

Im Markusevangelium heißt es darauf: »Und er brach in Tränen aus« (Markus 14,72), Matthäus (26,75) und Lukas (22,623) schreiben: »Und er ging hinaus und weinte in bitterer Verzweiflung.« Die moralische Wunde, die sich Petrus selbst beibrachte, ist kaum zu ermessen. Er hatte in seinen Augen komplett versagt, ein größeres Desaster war kaum vorstellbar. Nicht nur, dass er seinen »Herrn und Meister« nicht vor dem sicheren Foltertod bewahrt hatte, er hatte ihn zudem verleugnet.

Johannes erzählt im letzten Kapitel seines Evangeliums die erstaunliche »Lösung«, die Jesus Petrus anbietet und die dieser auch akzeptiert: Dreimal fragt ihn Jesus, ob er ihn liebt, dreimal antwortet Petrus mit »Ja«. (Johannes 21,15–17). Damit ist Petrus ent-schuldigt (eine Selbst-Entschuldigung ist ja nicht möglich) und befreit, sich einer neuen Aufgabe zu widmen. Jesus Christus überträgt ihm die »Sorge für seine Schafe«: Petrus wird zum »Bischof«, zum Hirten der Gemeinde. Andere Aufgaben, die er vielleicht auch gern übernommen hätte, werden anderen Jüngern zugewiesen. So muss Petrus mit der heilsamen Einschränkung leben, nicht der Wichtigste zu sein, für den er sich gehalten hatte – und doch auch weiter wachsen zu dürfen, trotz der Schuld und der Verletzungen, die er zugefügt und erlitten hat. Er muss mit den ihm gegebenen Möglichkeiten leben und seine Grenzen anerkennen. Aber genau das ist für ihn heilsam.

3.1.4 Perspektiven

> »Man kann dann auch sagen, daß eine Kommunikation immer dann religiös ist, wenn sie Immanentes unter dem Gesichtspunkt der Transzendenz betrachtet. Dabei steht Immanenz für den positiven Wert, für den Wert, der Anschlußfähigkeit für psychische und kommunikative Operationen bereitstellt, und Transzendenz für den negativen Wert, von dem aus das, was geschieht, als kontingent gesehen werden kann.« (Luhmann 2018, S.77)

Was bei dem Soziologen Niklas Luhmann sehr komplex klingt, lässt sich positiv etwa so formulieren: Viele durch Traumafolgestörungen belasteten Menschen suchen nach einem (neuen) Sinn in ihrem Leben. Nur wenn sie diesen finden, werden sich ihre Wertorientierungen, ihre moralischen Kodizes so verändern lassen, dass sich ihr Leben für sie zum Guten hin weiterentwickelt. Für viele von ihnen sind zunächst einmal innerweltliche (immanente) Werte von naheliegend großer Bedeutung: Beziehungen, Kinder, Kameradschaft, Freunde und Freundinnen stehen meist an erster Stelle. In diesen Bereichen wieder Sicherheit und Geborgenheit zu finden, ist das Ziel, das als Erstes erreicht werden soll. Doch früher oder später wird der Punkt erreicht, an dem die Frage im Raum steht: Gibt es darüber hinaus auch noch etwas, was mir wichtig ist, ein Wert, den ich erreichen möchte, eine Sinngebung, die über die unmittelbar zugängliche Umwelt hinaus erstrebenswert scheint? Damit wird fast »automatisch« die transzendente Ebene erreicht. Werte wie Würde und Wahrhaftigkeit kommen ins Blickfeld, die Thematik Schuld, Scham und Vergebung wird immer bedeutsamer.

Für die christliche Begleitung kann dies dann konkret heißen: Ich nehme das in der Therapie erarbeitete Verständnis von Vergebung konstruktiv und kreativ auf und versuche, das Transzendente, das »Kontingente«, wie es Luhmann nennt, ins Spiel zu bringen. Denn manches kann ich mir zwar selbst vergeben, aber dann gibt es Erlebtes, das immer und immer wieder in der Seele wach wird und das nicht verschwinden will. Jetzt wird es darauf ankommen, Anschlussfähigkeiten sichtbar zu machen, welche Konzepte auch dieses Nichtvergebene auflösen könnten.

Dabei wird es darauf ankommen, die biblisch-christlichen Moralkodizes in einer angemessenen Art und Weise ins Spiel zu bringen. Die Liebe Gottes in seiner Klarheit und Wahrheit durchsichtig werden zu lassen, ohne dass sie immer explizit beim Namen genannt werden muss, da oft begriffliche Prägungen im Weg stehen, die einen Zugang zum Transzendenten verbauen. Es wird auf die Haltung ankommen, in der ich vermittle, welche Werte wirklich und wirksam sein könnten. Nur so kann es zu einer affektiven Intensität in der religiösen Kommunikation kommen, die eine Werteveränderung ermöglicht. Wenn eine solide Vertrauensbasis die Sicherheit gibt, loslassen zu können, wird sich ein positives Aufnehmen der Werte ereignen können, wie sie die Seligpreisungen etwa paradigmatisch in Aussicht stellen. Dabei sind die christlichen Werte kein Selbstzweck. Sie dienen dazu, in eine immer größere Freiheit und Lebendigkeit zu führen, ein Leben zu ermöglichen, das durch ein immer mehr an Wahrhaftigkeit und Liebe geprägt ist, ohne dass es dabei zu einem Zwang oder einer Erwartung kommt.

Belastete Menschen haben in der Regel eine hohe Sensibilität dafür entwickelt, was für sie hilfreich ist und was ihnen schadet. Sie in ihrem oft sehr langen Weg dabei zu begleiten, wie sie dabei wachsen können, ist eine Aufgabe, die dankbar und demütig machen kann. Dies kann durch Gespräche geschehen, aber auch durch eine Beichte, die Soldaten immer wieder einmal anfragen. Wenn sie spüren, dass »noch etwas fehlt«, dass es eine (transzendente) Instanz braucht, die mir Vergebung zusprechen kann, weil ich sie selbst nicht »machen« kann. Die Beichte steht dann am Ende eines gemeinsamen Weges und wird als das erlebt, was sie ist: das befreiende Handeln Gottes in unserer »noch nicht erlösten Welt« (Evangelische Kirche Deutschland 1984, S. 38, Barmer Erklärung).

3.2 Militärseelsorge als Partnerin im psychosozialen Netzwerk

Von Militärdekan Christian Fischer

Die nachfolgenden Erfahrungen aus der praktisch-seelsorgerischen Arbeit beziehen sich im Schwerpunkt auf das Militär, können aber als Anregung für seelsorgende Aktivitäten auch in anderen Bereichen von Einsatzkräften verwendet werden.

Mit ca. 180 Seelsorgern leisten die Evangelische und Katholische Militärseelsorge nahezu flächendeckend ihren Dienst in Deutschland und in der Auslandseinsatzbegleitung. An ihrer Seite stehen in den Militärpfarrämtern jeweils eine Pfarrhelferin oder ein Pfarrhelfer. Eine jüdische Militärseelsorge wird eingerichtet.

3.2.1 Allgemeines

In der Militärseelsorge begegnen sich der Wunsch von Bundeswehrangehörigen, ihren christlichen Glauben zu leben, die Aufgabe der Kirche zu Verkündigung, Seelsorge, ethischer Orientierung und diakonischem Handeln und die Verpflichtung des Dienstherrn, den Bundeswehrangehörigen ungestörte Religionsausübung zu ermöglichen und Seelsorge zugänglich zu machen. Dabei wirken Staat und Kirche gemeinsam – dem Frieden verpflichtet.

Die Kooperation mit dem Sanitätspersonal, der Truppenpsychologie, dem Sozialdienst der Bundeswehr, den Feldjägern und vor allem der militärischen Führung spielt eine große Rolle. Das Vertrauen, das den Geistlichen entgegengebracht wird, beruht zum einen auf ihrer verlässlichen Präsenz, aber auch auf ihrer Eigenständigkeit und Unabhängigkeit gegenüber den anderen Diensten in der Truppe.

Soldatinnen bringen dieselben Wünsche und Fragen in die Seelsorge wie alle anderen Menschen auch: zu Partnerschaft und Familie, zum Umgang mit Kollegen, zur Berufs- und Lebensplanung und zur ethischen und religiösen Orientierung. Spezifisch für das Leben in und mit der Bundeswehr sind die häufigen Abwesenheiten von Zuhause und dem Heimatstandort durch Lehrgänge, Auslandseinsätze und lange Seereisen, die besondere Prägung durch Befehl und Gehorsam, ein kompliziertes Beurteilungswesen, die Erfahrung von Entbehrung, Einsamkeit und Zweifel am Auftrag, die zuweilen traumatisierende Nähe von brutaler Gewalt und Angst, die Last der Verantwortung, die Schuld für Versagen, aber auch die weithin tragende Erfahrung von Fürsorge und Kameradschaft.

Die Militärseelsorge widmet sich allen Angehörigen der Bundeswehr in Gespräch, Gebet und Gottesdienst und nicht zuletzt auch im erwachsenenpädagogischen Rahmen des Lebenskundlichen Unterrichts. Sie bringt Zivilität und geistliche Geborgenheit in eine ansonsten straff organisierte militärische Organisation.

Seelsorgerinnen stehen als Militärgeistliche nicht in der soldatischen Hierarchie, sie unterliegen der seelsorglichen Schweigepflicht und dem Beichtgeheimnis und sind so Gesprächspartner besonderer Art. Spirituelle Angebote, Andachten und Gottesdienste gibt es überall dort, wo die Menschen arbeiten und leben, zu Hause und in den Feldlagern weit weg von der Heimat. Nicht selten, dass gerade in der Fremde ein neuer Zugang zu Glaubens- und Sinnfragen gefunden wird.

Unterstützt werden beide Militärseelsorgen durch die Evangelische Arbeitsgemeinschaft für Soldatenbetreuung (EAS) und die katholische Arbeitsgemeinschaft für Soldatenbetreuung (KAS). Beide Organisationen unterstützen mit Betreuungsmaßnahmen (Freizeit- und Kulturveranstaltungen, Erwachsenenbildung und Familienarbeit) Soldaten und ihre Angehörigen im In- und Ausland. Nahezu alle Soldaten haben während ihrer Dienstzeit in Deutschland ein »Soldatenheim« (EAS der KAS) je nach geografischen Gegebenheiten oder im Auslandseinsatz eine »Oase« kennengelernt. EAS und KAS verstehen sich ausdrücklich als Dienstleister für Militärseelsorge und Bundeswehr.

3.2.2 Arbeitsfeld Seelsorge für unter Einsatz- und Dienstfolgen leidende Menschen (ASEM)

Rahmenbedingungen

Bezogen auf unter Einsatz- und Dienstfolgen leidende Menschen gibt es seit dem 1. Januar 2012 ein ökumenisch verantwortetes und evangelisch geführtes Arbeitsfeld, das nach einer 5-jährigen Projektphase zu einer Daueraufgabe geworden ist – kurz: ASEM. Auf die unterschiedlichen Zielgruppen zugeschnitten, gibt es Veranstaltungsangebote über Wochenenden, verlängerte Wochenenden und ganze Wochen für folgende Zielgruppen:

- aktive und ehemalige Angehörige der Bundeswehr, die im Dienst körperliche oder seelische Verwundungen erlitten haben, mit ihren Familien oder nahestehenden Personen
- Hinterbliebene von Angehörigen der Bundeswehr
- Mitglieder des Psychosozialen Netzwerks der Bundeswehr und weitere Unterstützende (»Hilfe für Helfende«)

Die Angebote sind Veranstaltungen der Militärseelsorgen unter Leitung eines Seelsorgers. Das Wirken der Seelsorgerinnen hat seinen Grund in der Zuwendung Gottes zu den Menschen. Die Begleitung von Menschen in Krisensituationen geschieht im Horizont dieser umfassenden Zuwendung Gottes im Vertrauen auf seine Nähe.

Die Planung, Organisation und Durchführung liegen in der Hand des Evangelischen Kirchenamtes für die Bundeswehr (EKA). Es wird in interdisziplinären Teams aus der Bundeswehr und dem zivilen Umfeld gearbeitet, in denen soziale, psychologische, medizinische, kreative und therapeutische Kompetenzen abgebildet werden. Die Teams werden von Militärgeistlichen geleitet. Bedarfs- und bedürfnisgerechte sowie unbürokratische Hilfen werden im geschützten Rahmen angeboten.

Die folgenden, mit Konzeptionen hinterlegten Formate werden regelmäßig angeboten:

- Hinterbliebene
  - Trauergruppe
  - Trauerpilgern
  - Leben mit Suizid: Warum?
- Familien
  - Familienzeiten: Leben mit Trauma
  - Konzeption Familienzeit – Stabil fürs Leben mit Trauma
  - Gemeinsam auf dem Weg – Trauma: Wenn Kinder mitleiden
- Kinder
  - Art Digital Media Workshop zum eigenen Lebensweg
  - Naturerleben
- Formate gemeinsam mit dem Psychotraumazentrum des BwKH Berlin
  - Angehörigenseminare bei traumatisierten und suchterkrankten Patienten
  - Paarseminar Trauma und Pferde
  - Moral Injury – Seminar mit Einsatzsoldaten
  - Stille erleben: Schweigeseminar mit psychisch erkrankten Soldaten
  - Paarseminar: Umgang mit der Alkoholkrankheit

- Tiergestützte Seminare
  - Pferdezeiten (EAGALA)
  - Eselzeiten (Wandern)
- Online-Formate:
  - Virtuelle Erlebnistage für Kinder, Jugendliche und Erwachsene

Zusammenfassung und Zielsetzung

Im ASEM werden Bundeswehrangehörige und deren Familien bei der Bewältigung der Rückkehr nach einem Auslandseinsatz und in schweren Lebenslagen unterstützt und Beziehungen zwischen Partnerinnen, Eltern und Kindern gestärkt. Auch Alleinstehenden gelten die Hilfsangebote.

Es werden Raum und Möglichkeiten zur Entspannung geboten, um Belastungen zu reduzieren. Familien werden für das Thema Traumatisierung und PTBS sensibilisiert und mögliche Auswirkungen auf die unmittelbar Betroffenen und ihr familiäres Umfeld aufgezeigt. Es wird aufgeklärt über Themen wie Depressionen, Angst und Burn-out. Unterschiedliche Veranstaltungen zur Bewältigung körperlicher und seelischer Verwundung werden angeboten. Menschen werden in Lebenskrisen und in der Trauer gestärkt. Andachten, Gottesdienste und Seelsorgegespräche werden von Pfarrerinnen angeboten. Ein Team von Fachkräften, das auf die Zielgruppe zugeschnitten ist, begleitet darüber hinaus die Teilnehmenden. Alle Veranstaltungen sind geprägt vom Prinzip der Freiwilligkeit.

Fallbeispiel 1:
Gedanken zu Scham und Moral Injury mit Psalm 22

Ein Soldat, der unter PTBS und Moral Injury leidet, ist mit seiner Familie zu einem Seelsorgeseminar in ein gutes Mittelklassehotel in schöner Landschaft eingeladen und kann sich nicht freuen. »Das habe ich nicht verdient!«, sagt er traurig.

Eine solche Aussage hat nichts mit Undankbarkeit zu tun, sondern mit dem Gefühl, es nicht wert zu sein, so etwas Angenehmes zu erleben. So stellt sich hinter spontaner erster Freude Traurigkeit ein, die dann alles andere überlagert. »Ich bin ein schlechter Mensch, also darf es mir nicht gut gehen.«

Immer wieder äußern Soldaten in Gesprächen, dass sie neben Depressionen und Ängsten aufgrund von Einsatzerlebnissen, die sie nicht mehr loslassen, und neben der Art, wie Zuhause im Umfeld und der Gesellschaft mit ihnen umgegangen wird, durch das Gefühl gequält werden, nichts wert, ein schlechter Mensch zu sein.

Schuld auf sich geladen zu haben, ist das eine, wertlos und unwürdig zu sein, ein schlechter Mensch, das weitergehende noch tiefer verunsichernde Gefühl. Es raubt Lebensfreude und Lebensmut. »Ich bin es nicht wert!«, so beginnt es; »Ich bin nichts wert!«, so kann es weitergehen und enden. »Nicht mal Gott hört mich und will sich mir nicht zuwenden«, sagt der religiöse Mensch. Je wertloser ein Mensch sich fühlt, desto einsamer und desto stärker auf sich zurückgeworfen ist er. Manchmal geht es so weit, dass jemand sagt: »Was soll ich noch auf dieser Welt? Ich will keinem zur Last fallen. Ich gehe in eine andere Welt.«

»Homo incurvatus in se ipsum«, der in sich selbst verkrümmte, sich verachtende Mensch, der nicht mehr ein noch aus weiß, so beschreibt Martin Luther unter Rückgriff auf die Tradition den verzweifelten Menschen. Dem biblischen Gebet- und Gesangbuch, dem Psalter sind solche Gedanken nicht fremd. Der Glaube, dass wir nicht allein sind mit unseren Problemen und Ängsten und dass es eine heilvolle Zukunft gibt, goss sich vor Jahrtausenden in Verse. Diese sind Zeugnis für alle Gefühle – auch die negativsten – von uns Menschen und können mit ihren positiven Aussagen, die sie auch in sich bergen, als Kraftquelle genutzt werden. Psalm 22 in der Übersetzung der Basisbibel bietet Verständnis für die verzweifelte Lage und eine lebensbejahende Perspektive:

(2) »Mein Gott, mein Gott, warum hast du mich verlassen? Weit entfernt ist meine Rettung. Ungehört verhallt mein Hilfeschrei.«

Niemand ist mehr für mich da, selbst Gott hat mich verlassen. Ich bin gebrochen, am Ende. Da ist keiner, der mich hört und versteht.

Es gibt manchmal Gespräche, da kann ich auf Menschen verweisen, die vielleicht dieses oder jenes helfend tun können, aber die Antwort ist immer gleich: »Mir kann niemand helfen!«

(7) »Aber ich bin ein Wurm und kein Mensch mehr – ein Gespött der Leute und verachtet vom Volk! Alle, die mich sehen, lachen nur über mich.«
Da ist ein Mensch zurück aus dem Kriegsgebiet und die Seele hat tiefe Wunden. Leute, auch die man dachte gut zu kennen, sagen: »Selbst Schuld. Du wusstest doch, worauf du dich einlässt. Du hast doch unterschrieben, also jammer nicht.« Äußerungen von Nachbarn und in der Gesellschaft vermitteln den Leidenden manchmal den Eindruck: »Durch die Berührung mit dem Bösen seid ihr Teil des Bösen geworden. Mit euch wollen wir nichts mehr zu tun haben.« Das schmerzt sehr!
(13) »Stiere ohne Zahl haben mich umstellt. Baschan Büffel haben mich umringt.«
(14) »Da sperrt einer sein Maul auf, um mich zu packen – es ist ein reißender und brüllender Löwe!«
Obwohl sie zurück vom Einsatzgebiet Zuhause in sicherer Umgebung sind, reicht bei Traumatisierten gelegentlich ein Bild, ein Geruch oder ein Geräusch, und dieser Trigger sorgt dafür, dass die Psyche glaubt, sie sei »zurück-gebeamt« in die Todesgefahr. Das geschieht von jetzt auf gleich. Dann gilt es, Zeit und Ort im Hier und Jetzt wiederzufinden und Boden unter den Füßen. Methoden dafür kann man lernen. Manchmal reicht auch ein Mensch in der Nähe, der einen so berührt, dass man zurückfindet aus der geglaubten Gefahrensituation.
(15) »Ich fühle mich wie ausgeschüttetes Wasser und habe keine Gewalt mehr über meine Glieder. Mein Lebensmut ist weich wie Wachs, dahingeschmolzen in meinem Inneren.«
(16) »Trocken wie eine Tonscherbe ist meine Kehle und die Zunge klebt mir schon am Gaumen. So bettest Du mich. So bettest Du mich in den Staub zu den Toten.«
Zunge klebt am Gaumen: Stress – wenn der Sympathikus in der Stresssituation die Oberhand gewinnt. Das ist auch ein Symptom bei Depressionen und Angsterkrankungen.
Und dann wendet sich das Blatt in Psalm 22. Diejenigen, die diese dramatischen Gefühle aufgeschrieben und erlebt haben, haben auch etwas anderes erfahren:

(25) »Denn das Elend, das mich Armen bedrückt, hat er nicht übersehen und nicht missachtet. Sein Angesicht hat er nicht vor mir verborgen. Er hat mich gehört, als ich um Hilfe schrie.«
(26) »Von Dir geht mein Lobgesang aus und erschallt in der Festversammlung. Vor den Augen Deiner Gemeinde will ich meine Gelübde erfüllen:«
(27) »Arme sollen essen und satt werden. Die den Herrn suchen, sollen ihn loben.«
Bekommt also neuen Lebensmut für immer! Hilfe und neuer Lebensmut sind real geworden.
In der Überlieferung des Markus- und Matthäusevangeliums (Markus 15, 34 und Matthäus 27, 46) zitiert Jesus am Kreuz den Anfang von Psalm 22:
»Mein Gott, mein Gott, warum hast du mich verlassen?«
Darin zeigt sich die Verbundenheit Gottes mit den tiefsten menschlichen Gefühlen von Verlassenheit und Angst. Doch auch die Hoffnungsperspektive von Psalm 22 kommt zum Tragen, weil der ganze Psalm im Hintergrund mitschwingt.
In Jesus Christus selbst aber liegt die größte Heilkraft. Er nimmt die menschliche Schuld am Kreuz auf sich und ermöglicht durch seine Auferstehung neues Leben und Verwandlung, und zwar zu unseren Lebzeiten.
Der Weg zum Leben und zur Teilhabe am Leben ist ebenso real wie die gefühlte Not.

Fallbeispiel 2:
Gedanken zu Schuld und Belastung anhand des Symbols Stein und Psalm 8

Eine Gruppe Soldaten mit einer Traumafolgeerkrankung machen sich mit einem Pfarrer und einer Psychologin auf zu einer Tageswanderung. Jeder hat einen kleinen Rucksack dabei. Am Ende einer spirituellen Einstimmung auf den Tag werden die Soldaten am Fuße des Berges gebeten, sich einen Stein, der in Form und Größe zu ihnen passt, in den Rucksack zu packen. Steine unterschiedlicher Größe und Schwere sind darunter, kantige und glattere – ganz kleine und sehr leichte sind nicht dabei.

Zunächst geht es mehrere Kilometer den Berg hinauf mit teilweise ordentlichen Steigungen. Am Ort der Mittagspause wartet eine Überraschung. Dort wartet eine Eselführerin mit fünf Eseln auf die Gruppe. Die Esel haben Packtaschen aus Leder auf ihren Rücken, und die Frau bittet die Soldaten, den Eseln ihre Rucksäcke in die Packtaschen zu laden. Alle weigern sich. Eine längere Diskussion ergibt sich, in deren Verlauf versichert wird, dass das überschaubare Gewicht der kleinen Rucksäcke den Eseln nicht schade, was den Soldaten Erleichterung für den weiteren Weg verschafft. Es dauert ein wenig, bis die meisten bereit sind, ihre Last abzugeben.

Ein vergleichbares Beispiel: Eine Soldatin mit intensiver Einsatzbelastung absolviert auf einem Familienseminar vor dem Abendessen ein verschärftes abendliches Training: Sie sucht sich einen großen, schweren Stein von mindestens 10 Kilo, schultert ihn und beginnt, ihre Joggingstrecke zu laufen. Dass diese Strecke am Strand an Urlaubern vorbeiführt, scheint eher Absicht zu sein. Die Last wird sichtbar.

Auf die Frage, warum sie diese Last trägt, die sie ab und zu zwingt anzuhalten, sagt sie: »Ich muss doch mal wieder etwas fühlen.«

Der Weg, Lasten ablegen zu können, ist nicht so einfach und bedarf der Unterstützung. Der Stein beschwert das Herz und lässt es selbst zu Stein werden. Die Füße tragen die Last des Körpers, das Herz die Last der Seele. Seelsorge ist hier Verpflichtung. Gespräche, die entlasten, eine Beichte, die den Stein vom Herzen nimmt und Vergebung und Lebensmut zuspricht nach intensiver Auseinandersetzung. Die Beichte ist evangelisch wie katholisch üblich und hilfreich. Martin Luther hatte sogar überlegt, ob sie nicht ein drittes Sakrament wäre.

Aus abgelegten Steinen kann man wieder etwas Neues bauen. Was ein Mensch immer behält, welche Lasten auch immer ihn drücken, ist seine Würde – unüberbietbar in Psalm 8 ausgedrückt. Psalm 8, 4b–6 in der Übersetzung der Basisbibel:

(4b) »Betrachte ich den Mond und die Sterne,
die Du (Gott) dort oben befestigt hast, so frage ich:«
(5) »Was ist der Mensch, dass Du an ihn denkst?

Wie wertvoll ist das Menschenkind,
dass Du Dich um es kümmerst?«
(6) »Kaum geringer als Gott,
so hast Du den Menschen geschaffen.
Du schmückst ihn mit einer Krone.
Sie verleiht ihm Herrlichkeit und Würde.«
Fazit: Ihr seid wertvoll und geachtet!

KAPITEL 4

Schulungsmanual für die Primär- und Sekundärprävention einsatzbezogener moralischer Konflikte

Vorbemerkung: Die nachfolgenden praxisorientierten Ausführungen bauen zwar auf den Grundlagen der vorherigen theoretischen Kapitel auf, sollen aber in sich abgeschlossen und selbsterklärend verständlich sein, sodass sie direkt als Arbeitsgrundlage für therapeutische Interventionen verwendet werden können. Daher ist es unvermeidlich, dass es an einigen Stellen zu textlichen Wiederholungen kommt.

Dieses Manual finden Sie auch zum Download auf www.klett-cotta.de. Geben Sie im Suchfeld den Such-Code OM96475 ein.

Hinweise zur Anwendung

Das vorliegende Manual gibt psychosozialen Helfern eine Anleitung für Präventionsmaßnahmen mit dem Ziel, Einsatzkräfte für veränderte Wertorientierungen und moralische Verletzungen im Zusammenhang mit ihren Einsätzen zu sensibilisieren.

Eine psychotherapeutische Ausbildung ist *keine* Voraussetzung für die Anwendung dieses Manuals, da es sich um eine Maßnahme der Betreuung und Prävention und *nicht* um ein Therapieangebot handelt. Allerdings sollten die Durchführenden im Regelfall über ein Studium der psychosozialen Fachgebiete (Medizin, Psychologie, Theologie, Sozial-/Erziehungswissenschaften) verfügen.

Das Manual enthält sowohl Hinweise für eine themenbezogene Psychoedukation als auch Übungen, die in Gruppen von 5 bis 20 Teilnehmenden durchgeführt werden können. Bei der Bemessung der Teilnehmerzahl spielt unter anderem der Grad der gegenseitigen Vertrautheit eine Rolle.

Je nach verfügbarer Zeit ist ein Umfang zwischen einem halben und zwei Ausbildungstagen sinnvoll. An mehreren Stellen sind gesondert gekennzeichnete Abschnitte im Manual eingefügt, die dem ausbildenden Personal als Hintergrundinformationen dienen sollen, um z. B. auf etwaige Vertiefungsfragen der Teilnehmenden vorbereitet zu sein.

Die dargestellten Elemente sind sowohl vor einem Einsatzgeschehen im Rahmen einer Primärprävention anwendbar als auch nach bereits erfolgter Exposition als Sekundärprävention.

Wenn mit Gruppen gearbeitet wird, die über wenig Einsatzerfahrung verfügen, sollten eher die Kapitel 4.1: »Allgemeine Stressprävention« sowie 4.2.1 und 4.2.2 zur moralischen Primärprävention im Vordergrund stehen. Die Themengebiete der Veränderung von Wertorientierungen und moralischen Verletzungen sollten dann den Teilnehmenden nur im Überblick und mit der Begründung präsentiert werden, sie für eine etwaige auftretende moralische Konfliktlage (»als Handwerkszeug für potenzielle moralische Konflikte«) zu sensibilisieren.

Wenn die Teilnehmenden über mehr Einsatzerfahrung verfügen, dann sind die Elemente der Primärprävention vor Einsatz häufig schon bekannt und werte- und moralbezogene Konfliktlagen sind bereits persönlich erfahren worden. In diesem Fall sollte der Schwerpunkt eher auf diesen letztgenannten Themengebieten (Sekundärprävention) liegen. Es ist dann von besonderer Bedeutung zu betonen, dass es sich bei der Veranstaltung *nicht* um eine Behandlung kranker Menschen handelt, sondern um eine gemeinsame Erarbeitung von Themen, die für das zwischenmenschliche Miteinander, die Bilanzierung von Einsatzerfahrungen und die Lebensqualität von Bedeutung sind.

Zu Beginn sollten, sofern die zur Verfügung stehende Zeit ausreichend ist, allgemeine Aspekte einsatzbezogener psychischer Belastungen und Erkrankungen sowie deren Prävention und Behandlung (s. Kap. 4.1) thematisiert werden. Dieses Vorgehen soll auf die Kernthematik hinführen und es den Teilnehmenden erleichtern, etwaige eigene moralische Konflikte von parallel bestehenden Problematiken (Depression, PTBS, Sucht etc.) unterscheiden zu können.

Der Aufbau dieser Schulung ist somit wie folgt gegliedert:

- 4.1 Allgemeine Stressprävention
- 4.2 Werte- und moralspezifische Prävention
- 4.3 Abschluss der Schulung

Die Kapitel 4.1 und 4.2 beginnen jeweils mit einer psychoedukativen Einführung in die Thematik, es folgen Hinweise zur Primärprävention vor Einsätzen, anschließend Ansätze zur Sekundärprävention nach Einsätzen.

Zur Einleitung der Thematik und zur ersten Sensibilisierung bietet es sich gegebenenfalls an, dass den Teilnehmenden ein kurzer authentischer Erfahrungsbericht eines leitenden Angehörigen von Einsatzkräften zur Flutkatastrophe im Rheinland 2021 vorgelesen wird:

> »Auf dem Weg vom Bereitstellungsraum der Hilfskräfte am Nürburgring hin zum Lagezentrum lässt mich die Polizeisperre vor Ahrweiler passieren. Und dann ist es, als würde ich in eine andere, eine Parallelwelt fahren. Ich kenne diesen Ort von früher: Meine Tochter wurde hier vor 16 Jahren geboren; als junge Familie haben wir viele schöne Momente der Muße in Ahrweiler und Umgebung verlebt, Rotwein-Wanderweg, historischer Weihnachtsmarkt …
>
> Davon ist jetzt nichts mehr zu sehen, stattdessen nur Schlamm, Trümmer, lehmgelber Staub in der Luft und die leeren Gesichter der verbliebenen Einwohner, die nun an Suppenküchen anstehen müssen.
>
> Ich traue mich zuerst nicht, diese Szenerie zu fotografieren, aus Trauer und Respekt vor dem Schicksal dieser Menschen. Dann überwinde ich meine Scham. Das Bedürfnis, das, was ich in diesem Moment erfahre, sehe, rieche, schmecke, möchte ich doku-

mentieren und später mit-teilen mit Menschen, die hier vielleicht auch bald in den Hilfseinsatz gehen werden. Wer absichtlich Augen verschließt, ignoriert und mißachtet gewissermaßen das Leid, das nicht ignoriert werden sollte, das nicht ignoriert werden will!« (Dr. W. Kaiser, Oberstarzt und Leiter des Sanitätsunterstützungszentrums Hammelburg)

4.1 Allgemeine Stressprävention

Das hier vorliegende Manual, das sich im Schwerpunkt mit der Vor- und Nachbereitung von Einsatzszenarien im Hinblick auf die Veränderung von Wertorientierungen und moralischen Verletzungen beschäftigt, ist gut mit Angeboten kombinierbar, die eine Resilienzstärkung und die Primär- und Sekundärprävention allgemeiner psychischer Belastungen und Erkrankungen zum Ziel haben. So kann beispielsweise im Rahmen einer Ausbildungsveranstaltung am ersten Tag eine derartige weitergefasste allgemeine Prävention und am zweiten Tag eine Vertiefung der Themen wertebezogene Veränderungen und moralische Verletzung angeboten werden. Sollte eine solche Kombination nicht möglich sein, wird aber zumindest eine kurze Psychoedukation sowie eine Einführung in die Stärkung von Ressourcen, auch unter Nutzung von (digitalen) Medien, als Präventionsmaßnahme vor und nach Einsätzen empfohlen. Dabei kann dieses Manual als Anleitung genutzt werden.

4.1.1 Psychoedukation

Zur Einleitung empfiehlt sich gegebenenfalls eine Vorstellung der Teilnehmenden und Referenten, dann sollten die allgemeinen Arbeitsgrundlagen thematisiert werden (Verschwiegenheit nach außen, Offenheit in der Gruppe, aber Selbstschutz bei steigender Belastung etc.).

Zur Besprechung des Themas Stress bietet sich die folgende Reihenfolge an. Diese ist aber nicht strikt festgelegt, sondern kann nach den Äußerungen der Teilnehmenden auch variiert werden.

- Was sind traumatische Situationen?
  - Sie sind gekennzeichnet durch Lebensbedrohlichkeit, haben einen katastrophalen Charakter (»A1-Kriterium der PTBS«).
  - Beispiele aus dem Einsatzgeschehen: Großschadenslagen, Gewalterleben, Kampfhandlungen im Auslandseinsatz, Anblick verunstalteter Leichen.
- Wie grenzen sie sich von anderen, allgemein belastenden Situationen ab?
  - Sie weisen zwar ebenfalls einen belastenden, aber nicht traumatischen Charakter im oben genannten Sinne auf, die Grenzen sind in manchen Fällen fließend.
  - Beispiele aus dem Einsatzgeschehen: ungünstige Arbeitsumstände (Personal- und Ressourcenknappheit, Schichtdienste), allgemeine Auseinandersetzung mit Verletzungen und Tod, Beobachtung ärmlicher Lebensverhältnisse.
- Warum entstehen psychische Reaktionen/Traumafolgestörungen aus diesen Situationen?
  - Dieser Abschnitt sollte mit der Erklärung des »Normalitätsprinzips« beginnen: Psychische Reaktionen nach Traumaeinwirkung sind zu verstehen als »normale Reaktionen normaler Menschen auf unnormale Situationen«.
  - Beispiel: Im Einsatzgeschehen ist eine (über-)starke Wachsamkeit in Bedrohungssituationen gegebenenfalls lebensrettend, im Alltag nach dem Einsatz kann sie jedoch belastend werden (z.B. durch Schlafstörungen).
  - Durch das Erleben einer traumatischen Situation werden fundamentale menschliche Grundannahmen erschüttert (v.a. die Vorstellung einer sicheren, berechenbaren Welt und der Wertschätzung der eigenen und/oder anderer Personen). Diese Erschütterung kann zu einer tief greifenden psychischen Verunsicherung führen.
  - Das Modell der Waage zur Verdeutlichung des »seelischen Gleichgewichts« und der Krankheitsentstehung sollte erläutert werden (dieses sollte am Flipchart anhand einer skizzierten Waage mit den Teilnehmenden erarbeitet werden, s. Abb. 4-1).

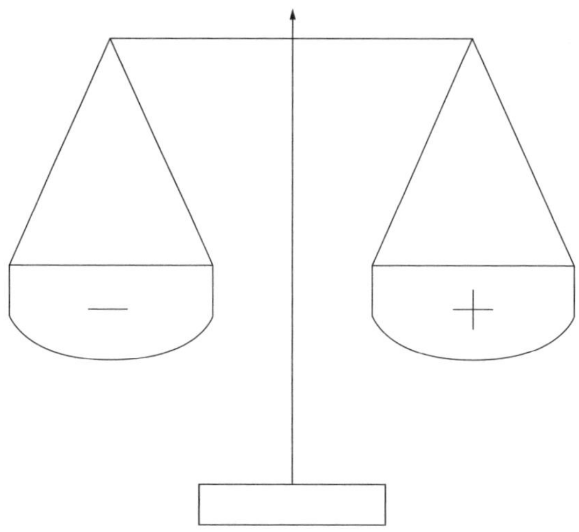

Abbildung 4-1 Das Modell der Waage für das seelische Gleichgewicht; Ressourcen (+) und Belastungen (–) halten sich hier die Waage.

- Zunächst wird eine Waage aufgezeichnet. Auf einer Seite wird der Begriff »Ressourcen« mit einem »+« geschrieben, auf der anderen »Belastungen« mit einem »–«. An die Teilnehmenden wird die Frage gerichtet: »Wie entsteht eine psychische Erkrankung?« Antwort: Infolge eines Ungleichgewichts von Ressourcen und Belastungen (zu viel Gewicht auf der Waagschale Belastung, zu wenig auf der Schale Ressourcen, die Waagschale neigt sich). Die Fortsetzung dieses Modells findet sich im folgenden Abschnitt.

4.1.2 Aktivierung von Ressourcen

Der Begriff Ressourcen bzw. der Oberbegriff der psychischen Stressresistenz (Resilienz) sollte in Fortsetzung des Bildes von der Waage aus dem vorherigen Abschnitt mit den Teilnehmenden besprochen werden und es sollte eine Diskussion und Sammlung möglicher eigener Ressourcen erfolgen, z. B. am Flipchart. Anschließend sollte beraten werden, wie den persönlichen Ressourcen ein höherer Stellenwert im Alltag gegeben werden kann (»mehr Sport treiben«) bzw. welche Widerstände auftreten könnten (»keine Zeit für Sport«).

Ein besonderer Schwerpunkt sollte dabei auf der Ressource »soziale Unterstützung« liegen, weil sich diese in zahlreichen Studien als einer der wichtigsten Schutzfaktoren für die Psyche erwiesen hat. Methodisch bietet sich dabei ein fragendes Vorgehen im Sinne eines »sokratischen Dialogs« an. Die Einstiegsfrage könnte z. B. lauten:
»Wie gehen Sie in ihrer Familie bzw. in ihrem Freundeskreis mit der Mitteilung Ihrer inneren Befindlichkeit bzw. etwaiger Probleme um? Wie offen können Sie darüber sprechen?«
Wenn die Teilnehmenden mit »eher wenig« antworten, sollte nachgefragt werden, was etwaige Hemmnisse sein könnten. Hierbei wird meistens zum einen die Absicht geäußert, die eigenen Angehörigen nicht zusätzlich belasten zu wollen. Zudem besteht in der Regel die Befürchtung, nicht richtig verstanden zu werden.
Weitere Fragen sollten darauf abzielen, ob nicht enge familiäre Bezugspersonen ohnehin mitbekommen, dass die Person aktuell belastet ist, und ob es dann nicht besser wäre, wenigstens in Teilen zu wissen, worum es geht. Ansonsten wäre damit zu rechnen, dass Angehörige denken, es läge an ihnen, sie hätten einen Fehler gemacht, und sich dann ihrerseits in ihrem Verhalten gegenüber der Einsatzkraft verändern. Dadurch wiederum könnte es zu Unverständnis und Irritation bei den Betroffenen selbst kommen. Ein Teufelskreis, verbunden mit der Gefahr einer Distanzierung und Trennungsängsten, könnte die Folge sein.
Im Anschluss an die Erarbeitung dieser Erkenntnis sollten Alternativen für die Kommunikation besprochen werden: »Welche Angaben könnten Sie über innere Belastungen und Spannungen machen, ohne befürchten zu müssen, die Kontrolle über sich zu verlieren oder etwaige Dienstgeheimnisse zu verraten?« Mögliche Antwort: »Es liegt nicht an dir. Lass mir bitte Zeit!«
In der Regel wird bei diesem Vorgehen verstanden, dass eine »gut gemeinte Schweigsamkeit« etwaige Konflikte häufig nur verschlimmert und die Nutzung der wichtigen sozialen Ressourcen blockiert.

Dies spielt auch für die Arbeit an moralischen Konflikten und Scham, die im Folgenden noch beschrieben wird, eine wichtige Rolle, denn dabei sind Rückzugstendenzen eine häufige Folgeerscheinung.

4.1.3 Umgang mit unterstützenden Medien

- Im Rahmen der allgemeinen Stressausbildung sollten die Teilnehmenden ergänzend zu den oben genannten Bausteinen auch auf die Möglichkeiten einer psychosozialen Unterstützung durch (digitale) Medien hingewiesen werden. Dabei sollten die zur Ausbildung mitgebrachten Handys genutzt und gemeinsam die entsprechenden Angebote aufgerufen und besprochen werden.
- Website PTBS-Hilfe:
  - https://www.bundeswehr.de/de/betreuung-fuersorge/ptbs-hilfe
  - Herausgeber der Website ist die Bundeswehr, sie wurde für Bundeswehrbedienstete entwickelt, ist aber auch für andere Einsatzkräfte und deren Angehörige geeignet.
  - Die Website sollte zunächst gemeinsam mit den Teilnehmenden aufgerufen und heruntergeladen werden.
  - Der Aufbau sollte erläutert werden, unter anderem auch: Erläuterung des enthaltenen Kontaktformulars, Erläuterung der verfügbaren psychischen Selbstteste mit automatisierter Antwort.
  - Die Erklärvideos (»Dr. Wimmer«) aus der Mediathek sollten aufgesucht und demonstriert werden.
- Weitere Quellen von Informationsmaterialien für verschiedene Zielgruppen (Polizei, Feuerwehr etc.), z. B. www.notfallseelsorge-berlin.de

4.1.4 Früherkennung krankheitswertiger Entwicklungen

Wenn Präventionsmaßnahmen nicht ausreichend greifen, können psychische Erkrankungen entstehen. Je früher diese erkannt werden, umso besser sind in der Regel die Heilungschancen. Daher ist Früherkennung ein Pfeiler der Prävention.

Am Flipchart sollte mit den Teilnehmenden erarbeitet werden, welche Warnsymptome für eine beginnende krankheitswertige psychische Entwicklung sprechen könnten. Eine einleitende Frage könnte lauten:

»Woran erkennt man bei sich selbst oder Kollegen eine beginnende psychische Erkrankung?«

Die von den Teilnehmenden genannten möglichen Symptome sollten am Flipchart gesammelt und erläutert werden. Vor allem die folgenden sollten Anlass für ein Beratungsgespräch im psychosozialen Netzwerk geben.

Symptome, die für ein Beratungsgespräch sprechen

- Schlafstörungen (einschafen, durchschlafen)
- Grübelneigung (meist gekoppelt mit Zorn oder Schuldgefühlen, s. Kap. 5)
- Verschlechterung von Stimmung und/oder Antrieb (Burn-out«)
- unerklärliche Ängste mit Vermeidungsverhalten (z. B. Agoraphobie)
- unerklärliche körperliche Symptome (z. B. Schmerzen, Schwindel, Probleme mit dem Magen-Darm-Bereich)
- Konflikte im sozialen Umfeld (Familie, Freundeskreis, Dienststelle), gegebenenfalls dabei Rückmeldungen wie »Du hast dich verändert« oder auch soziale Isolation

Hintergrundinformationen zur optionalen Vertiefung

Die folgenden Hintergrundinformationen eignen sich zur Vorbereitung der Gruppenleiterinnen, z. B. zur Beantwortung vertiefender Fragen oder für spezielle Zuhörerkreise. Psychische Erkrankungen und ihre Behandlung sollten in der Routineausbildung nicht zu ausführlich thematisiert werden, um den Informationsfluss begrenzt zu halten und einer etwaigen »Pathologisierung« bei den Teilnehmenden vorzubeugen.

Häufige Traumafolgestörungen bei Einsatzkräften. Die häufigen Traumfolgestörungen können bei Bedarf orientierend und kurzgefasst erläutert werden. Die entsprechenden Vertiefungstexte finden sich in der ICD-10 und in Kapitel 1 dieses Buchs. Bei den häufigen Traumfolgestörungen bei Einsatzkräften handelt es sich um folgende:

- Angststörungen
- affektive Störung/Anpassungsstörung (v. a. reaktive Depression)
- posttraumatische Belastungsstörung
- somatoforme Störung
- Suchterkrankungen

Psychotherapeutische Behandlungsmöglichkeiten. Besteht der Verdacht auf eine psychische Erkrankung, können umfangreiche Behandlungsmöglichkeiten wahrgenommen werden. Diese sollten nach den folgenden Leitfragen kurz erläutert werden.

- Wann sollte eine Behandlung erwogen werden?
  Antwort: Wenn z. B. die »Lebensqualität« der betroffenen Person gesunken ist und um sich gegenüber der Familie fürsorglich zu zeigen)
- Was sind Stigmatisierungsängste?
  Antwort: Es wird befürchtet, vom Kollegen weniger akzeptiert zu werden oder einen Karriereknick zu erleiden. Stigmatisierungsängste können zu langen Behandlungslatenzen führen.
- Welche ersten niedrigschwelligen informativen und vortherapeutischen Schritte können bei einer Erkrankung über (digitale) Unterstützungsmedien (s. Kap. 4.1.3) unternommen werden? (Ergänzend oder alternativ kann Beratung durch psychosoziale Netzwerke der jeweiligen Dienste in Anspruch genommen werden).
- Welche Art Psychotherapie kann bei Bedarf aufgenommen werden? Es bestehen zahlreiche Auswahlmöglichkeiten, die im Folgenden aufgelistet und erläutert werden sollten.

Alternativen der Psychotherapie

- ambulante/stationäre Psychotherapie
- Verhaltenstherapie/Tiefenpsychologie/systemische Therapie
- Prinzipien und Besonderheiten der Traumatherapie
- Stellenwert von Suchttherapie
- Frage einer Medikation (Fahrtauglichkeit, ...)
- ...

- Welche dienstrechtlichen Folgen hat Psychotherapie? Diese sind bei einer psychotherapeutischen Behandlung nur in besonderen Ausnahmefällen zu erwarten, werden aber häufig befürchtet und sollten daher angesprochen werden: Dienstunfähigkeit, Einschränkungen von Einsatzmöglichkeiten, ...
- Grundlagen psychosozialer Begutachtung (Versorgungsrecht, Entschädigungsrecht, ...). Hier stellt sich die Frage, ob Psychotherapie erschwert sein kann, wenn noch gutachterliche Fragen offen sind.

4.2 Werte- und moralspezifische Prävention

Hinweis: Die Themen Wertorientierungen und moralische Verletzungen können eine sinnvolle Ergänzung und Bereicherung der allgemeinen Stressprävention darstellen. Die nachfolgend beschriebenen Module sind dabei gut mit anderen Ansätzen kombinierbar. Zudem können sie bei Bedarf erweitert werden durch Übungen aus dem in Kapitel 5 beschriebenen Manual für die Behandlung von moralisch verletzten Patienten.

4.2.1 Psychoedukation: Definition und Bedeutung von Wertorientierungen

Die Reflexion persönlicher Wertorientierungen kann bereits *vor* einer belastenden Einsatzexposition zu einer bewussteren Wahrnehmung dieser wichtigen individuellen Ressource führen und damit psychische Stabilität in einsatzbezogenen Krisensituationen fördern.

Wird mit Einsatzkräften *nach* einem oder mehreren Einsätzen gearbeitet, dann ist dieser Abschnitt zur Vorbereitung der nachfolgenden Themen Wertewandel durch Einsatz und Umgang mit moralischen Verletzungen von Bedeutung. Dadurch werden die Teilnehmenden für eine vertiefte Betrachtung sensibilisiert, ohne bereits zu stark auf belastende Erfahrungen und Veränderungen im Zusammenhang mit dem Einsatzdienst eingehen zu müssen. Sollten diese dennoch zur Sprache kommen, sollte den Teilnehmenden nahegelegt werden, ihre Thematisierung wenn möglich auf später zu verschieben, um ein zu frühes Auftreten stärkerer Emotionen zu begrenzen.

Was sind Wertorientierungen?

Mit den Teilnehmenden sollte zu Beginn diskutiert werden, was Wertorientierungen für ihr Erleben und ihren Alltag bedeuten. Mögliche Leitfragen an die Teilnehmenden können sein:

- Was sind Werte und warum sind Wertorientierungen für Menschen wichtig?
- Was ist der Unterschied zwischen Zielen und Werten? Dazu sollte der Vergleich zu einem Leuchtturm angeboten werden, der auf hoher See über weite Distanzen eine Richtung vorgeben kann: Ziele leiten sich im Alltag von Werten ab.
- Wie entstehen Wertorientierungen (z. B. durch Erziehung, Erfahrungen/Belastungen im späteren Leben, weitere Ergänzungen der Teilnehmer)?

Im Anschluss an diese allgemeine Erörterung sollte auf die persönlichere Ebene eingegangen werden:

- Welche Wertorientierungen sind für Sie von besonderer Bedeutung in den folgenden Lebensbereichen?
  - Privatleben/Familie/Freundeskreis
  - Beruf / Dienst allgemein
  - Beruf / Dienst im Einsatzgeschehen / Auslandseinsatz

Dabei sollte besprochen werden, welche Werte in diesen Lebensbereichen besonders stark zur Geltung kommen und das Erleben und Verhalten prägen.

Hintergrundinformation: Benevolenz und Universalismus
Bei Einsatzkräften sind die Werte Benevolenz und Universalismus häufig besonders stark ausgeprägt (Zimmermann et al. 2014) und können daher im Rahmen der Sensibilisierung eingehender thematisiert werden. Diese sind gekennzeichnet durch eine besondere Orientierung am Wohlbefinden anderer Menschen im engeren (z.B. Familie) oder weiteren (z.B. Gemeinschaft, Gesellschaft) sozialen Umfeld. Helfende Berufszweige stellen für derartig vorgeprägte Menschen ein attraktives Aufgabenfeld dar, weil diese mit ihrem Ich-Ideal gut vereinbar sind. Zudem finden auch im Rahmen der Tätigkeit Lernprozesse statt, die bestimmte gemeinschaftsförderliche, altruistische Werte stärken, z.B. in der Ausbildung zur Kameradschaft in der Bundeswehr.

Vorteile von Benevolenz und Universalismus. Diese Werte können im privaten und dienstlichen Alltag mit Vor- und Nachteilen einhergehen, die mit den Teilnehmenden abwägend erarbeitet und diskutiert werden sollten. Dabei können z.B. die folgenden Aspekte zur Sprache kommen: Ein starkes Interesse am Wohlergehen anderer geht mit Hilfsbereitschaft, Fürsorglichkeit, gesellschaftlichem Engagement etc. einher. Davon profitieren diese Lebensbereiche, sozialer Zusammenhalt entsteht. Und nicht zuletzt haben altruistische Menschen auch selbst einen Nutzen von ihrem Verhalten, denn sie erhalten von anderen Anerkennung und Wertschätzung.

Nachteile von Benevolenz und Universalismus. Ist eine benevolente Werthaltung dagegen zu stark ausgeprägt, kann sie mit Nachteilen, auch in gesundheitlicher Hinsicht, verbunden sein. Sie kann z.B. dazu beitragen, eigene Interessen und Ressourcen zum Wohle anderer zu sehr zu vernachlässigen und sich im Arbeitsprozess in der Kraftbilanz zu verbrauchen – unter Umständen kann ein Burn-out-Syndrom entstehen. Kommt ein benevolent bzw. universalistisch orientierter Mitarbeiter beispielsweise mit dem Leid anderer Menschen in Berührung (wie es im Einsatzdienst häufig der Fall ist), kann seine Einfühlsamkeit dazu führen, dass er verstärkt selbst unter seinen Beobachtungen leidet und Gefühle von Hilflosigkeit und Trauer entwickelt, gegebenenfalls auch Schuldgefühle (s. Kap. 5). Stärker materiell orientierte und weniger mitfühlende Menschen (z. B. Hedonisten) können dementsprechend in gewisser Weise vor derartigen Belastungen geschützt sein. Zur Bestätigung dieser Zusammenhänge gibt es bereits erste wissenschaftliche Hinweise (Zimmermann et al. 2014).

4.2.2 Prävention durch Stärkung persönlicher Wertorientierungen

Dieser Abschnitt kann sowohl zur Einsatzvorbereitung als auch zur Nachbereitung verwendet werden.

Wie hängen Werte mit (psychischer) Gesundheit zusammen? Den Grundlagen der Akzeptanz- und Commitment-Therapie folgend (s. Kap. 2.2.3) kann die Auseinandersetzung mit Wertorientierungen dazu beitragen, die Fokussierung belasteter bzw. traumatisierter Menschen auf negative Gedanken und Gefühle zu durchbrechen. An deren Stelle tritt die Kontaktaufnahme mit eigenen Ressourcen und die Ableitung nachhaltiger Lebensziele; eine psychische Entlastung tritt ein.

In der Diskussion mit den Teilnehmenden können die folgenden Beispiele eingebracht werden:

Orientierung und Halt. Werte können in Krisensituationen Orientierung und Halt vermitteln. Kommt es beispielsweise am Arbeitsplatz zu Konflikten, die mit persönlicher Entwertung einhergehen, können gut reflektierte und fundierte Werte als innerer Bezugspunkt das Selbstwertgefühl stabilisieren und Verunsicherung abmildern, da sie von Leistung und äußerer Wertschätzung unabhängig sind.

Ethische Achtsamkeit, d. h. die bewusste Wahrnehmung, wie persönliche Werte im täglichen Handeln zum Ausdruck kommen, kann einen positiven Selbstbezug fördern (»Dem Leben mehr Gewicht geben …«; Basset 1999). Sie vermittelt uns das Gefühl, im Einklang mit uns selbst zu stehen und zu handeln, indem wir ethisch bedeutsame Entscheidungen und Handlungen, sowohl die eigenen als auch die des Umfeldes, intensiv beobachten. So können wir besser Kontakt zu unseren eigenen ethischen Fundamenten aufnehmen und unsere Selbstwahrnehmung und unser Selbstwertgefühl verbessern. Unsere emotionale Präsenz wird für andere wahrnehmbarer, die zwischenmenschlichen Beziehungen werden intensiver.

> Ethische Achtsamkeit sollte mit den Teilnehmenden an praktischen Beispielen erarbeitet werden:
> Frage: Welche ethisch bedeutsamen Situationen des Alltags könnten sich für eine Beobachtung und Bewertung anbieten? Antwort: Nachrichten aus den Medien, eigene Entscheidungen im Dienst oder auch privat, vermeintliche »Kleinigkeiten« des täglichen Lebens, der Umgang mit Ressourcen oder sozialen Situationen etc. Dabei sollte in einem ersten Schritt nur beobachtet, nicht jedoch bewertet oder etwas aktiv verändert werden. Zu der Beobachtung sollte z. B. gehören, welches moralische Prinzip, welcher Wert sich in einer Situation ausdrückt, welche Bedeutung dieses Prinzip für die Situation hat und ob das Geschehene mit den eigenen Werten im Einklang steht oder ihnen widerspricht; wie sich die Situation entwickelt hätte, wenn andere moralische Prinzipien angewandt worden wären.

Wenn über die reine Beobachtung hinaus direkt mit dem Versuch einer Veränderung moralischen Verhaltens begonnen würde, bestünde aufgrund der geringen Erfahrung der Teilnehmenden die Gefahr einer Überforderung und Frustration. Es sollte den Teilnehmenden das Vertrauen vermittelt werden, dass sich durch die geduldige und immer wieder geübte Beobachtung letztendlich Veränderungen im Verhalten von selbst einstellen.

Eine Intensivierung des Beobachtungsprozesses ist möglich, indem täglich über die Fortschritte Bilanz gezogen wird, z. B. als systematisches, chronologisches »Gedankenprotokoll« des Tages abends kurz vor dem Einschlafen (»In welchen Situationen konnte ich meine Werte besonders gut zur Geltung bringen?«).

Zur Vertiefung des Achtsamkeitstrainings können Imaginationsübungen nützlich sein, in denen die Person früher erlebte Situationen mit einem positiven Wertebezug gedanklich reaktiviert und dadurch im Bewusstsein verankert.

Übung »Imaginative Werteaffirmation«
(»Werfen Sie Ihren Werteanker aus!«)

Bei dieser Übung lernen Teilnehmende, Ihren Werteanker auszuwerfen, d. h. sie nutzen einen positiven Bezug zu eigenen Werten, wenn sie in einer Situation Stärkung benötigen. Es wird wie folgt vorgegangen:

In einer Gruppensitzung (alternativ auch im Einzelgespräch) wird ein Teilnehmer gebeten, eine Situation zu schildern, in der einer der für ihn wichtigen (dienstlichen oder privaten) Werte besonders stark zur Geltung kam. Diese Situation wird gemeinsam imaginativ ausgearbeitet, d. h. visuelle Bilder, weitere Sinneswahrnehmungen wie Geräusche, taktile Wahrnehmungen, bewertende Gedanken (Kognitionen), Gefühle, Körperempfindungen werden strukturiert besprochen.

Welche Veränderungen sind dabei für den Teilnehmenden selbst und seine Mitpatienten wahrnehmbar? Tritt z. B. ein Gefühl von Selbstsicherheit und Ruhe auf?

Im Anschluss wird den Teilnehmenden vorgeschlagen, diese Imaginationsübungen täglich durchzuführen.

Nützlich kann dabei die Kombination der positiven Werteerinnerung mit einer symbolischen Geste sein, die für das positive Erleben steht (z. B. eine Handhaltung). Dadurch werden Gedankenabläufe darauf trainiert, in Kopplung mit der Geste eine schnelle und wirksame, quasi reflexhafte Verbindung zu wichtigen persönlichen Eigenschaften und einem positiven Selbstbezug herzustellen. Insbesondere bei häufigem selbstkritischem Grübeln kann dies als Distanzierungsstrategie hilfreich sein (Hauke 2012).

Achtsames Naturerleben kann eine wichtige, gesundheitlich wirksame Ressource darstellen. Welche Werte drücken sich darin aus? Zum Beispiel Verbundenheit mit der Natur, Demut und Respekt gegenüber größeren Zusammenhängen (z. B. der Schöpfung) (Spitzer 2015).

4.2.3 Wertebezogene Sekundärprävention nach Einsätzen

Dieser Abschnitt eignet sich vor allem für Einsatzkräfte mit umfangreicher Einsatzerfahrung, kann aber auch zur einsatzvorbereitenden Sensibilisierung verwendet werden.

Thematisierung des Wandels von individuellen Wertorientierungen

Bislang ist wissenschaftlich nicht eindeutig geklärt, ob Wertorientierungen eine zeitstabile Persönlichkeitseigenschaft darstellen oder ob ein Wandel durch äußere Lebensumstände und Belastungen möglich ist. Mit den Teilnehmenden sollte anhand eigener Beispiele diskutiert werden, inwieweit Werte durch Erziehungserfahrungen, durch Vorbilder oder berufliche Sozialisation etc. geprägt und verändert werden können.

Anschließend sollte als besonderer Einflussfaktor für einen Wertewandel das Erleben von (traumatischen) Extremsituationen, wie z. B. in Auslandseinsätzen, genannt werden. Es sollte betont werden, dass es sich dabei um natürliche Anpassungsprozesse der Psyche handelt, die nicht automatisch einen Krankheitswert aufweisen, z. B. wie folgt:

> Das Erleben von traumatischen psychischen Grenzsituationen, z. B. im Einsatzdienst oder Auslandseinsatz, kann verstärkte gedankliche Reflexionsprozesse über eigene Wertorientierungen und einen Wandel von Werten und dazugehörigem Handeln auslösen.

Mögliche Leitfragen für eine Diskussion sind folgende:

- Welche Arten von einsatzbezogenen Erfahrungen berühren Wertesysteme? (Zum Beispiel intensiver Kontakt zu fremden Kulturen oder andersartigen Lebensumständen und Milieus, Auseinandersetzung mit Verwundung und Tod.)

- In welchen dienstlichen und privaten Lebensbereichen ist es dadurch zu veränderten Werten, Zielen und Verhaltensweisen gekommen? (Bei dieser Thematik besteht die Gefahr, dass einzelne dienst- und einsatzbezogene Ereignisse mit traumawertigem Charakter intensiv berichtet werden. Dies kann zu Triggerungen führen und sollte dann vorsichtig gebremst und auf einen späteren Zeitpunkt, z. B. im Rahmen einer Therapie, verschoben werden.)

Umgang mit dem Wandel von Werten

Zur Verbesserung des Umgangs mit einem einsatzbezogenen Wertewandel sollten die dabei ablaufenden Prozesse zunächst anhand von Beispielen und der Frage nach der persönlichen Bedeutung des Wandels diskutiert und dadurch ein vertieftes Verständnis erarbeitet werden. Beispiele:

- Die Wertschätzung nicht materieller Werte erhöht sich nach Extremerfahrungen zuungunsten materieller Güter oder leistungsbezogener Einstellungen; der Stellenwert von Lebensinhalten wie Zuverlässigkeit, Güte, Integrität, Freundschaft und Familie steigt. Anlass können existenzielle Überlegungen bieten, z. B. über die Endlichkeit des Lebens oder über die Wichtigkeit von Besitz angesichts von Not und Leid.
- Ein Teil der Betroffenen erlebt diesen Wandel mit Stolz, als persönliche Reifung; diese Betroffenen sind motiviert, ihre Erfahrungen an ihre Umgebung, z. B. auch an jüngere Kollegen, weiterzugeben. Andere wiederum fühlen sich unverstanden, wie »Fremde im eigenen Land« und sozial isoliert.
- Diese kritische Auseinandersetzung kann Konflikte mit Hierarchien und Autoritäten auslösen, vor allem im beruflichen Umfeld. Beispielsweise erleben Einsatzkräfte im Einsatzgeschehen, wie etwa einem Auslandseinsatz, flache, effektive Hierarchien mit schnellen, sichtbaren Arbeitsergebnissen und nehmen im Kontrast dazu die Strukturen im Routinedienst (im Inland) oft als besonders bürokratisch und einengend wahr. Dies kann sich dann in

einer überkritischen Unzufriedenheit ausdrücken – bis hin zu einer infrage gestellten beruflichen Identität und einer »inneren Emigration«.

- Berücksichtigt werden sollten auch die weiteren psychischen, sozialen und/oder körperlichen Folgen der Veränderungen: Gehen mit der erwähnten sozialen Isolation Ängste, Verbitterung, Depression oder Suchtverhalten einher? Kann es zu Problemen mit Angehörigen kommen, zu Trennung/Scheidung?
- Welche Werte sind demgegenüber stabil geblieben? Können diese stabilen Werte nutzbar gemacht werden, um Verunsicherungen in der Persönlichkeitsstruktur angesichts psychischer Belastung abzumildern?

Abgeleitet aus der Diskussion über positive und negative Aspekte des Wandels von Wertorientierungen sollte dann eine zusammenfassende Gesamtbilanz über die Bewertung der Veränderungen gezogen werden, um einen ganzheitlichen Blickwinkel zu fördern, der ausgleichend und heilsam wirken kann.

> Als Einstieg kann es an dieser Stelle hilfreich sein, den Teilnehmenden ein imaginatives Gedankenspiel anzubieten. Dieses könnte z. B. wie folgt eingeleitet werden:
> »Angenommen, ein wohlmeinendes Fabelwesen (Zauberer, gute Fee etc.) würde Ihnen einen Handel anbieten: Die negativen Folgen der belastenden Erlebnisse werden vollständig rückgängig gemacht. Dafür müssten Sie aber auch auf den positiven Wandel Ihrer Persönlichkeit verzichten, z. B. auch auf das reifere Verhältnis zu Ihrer Frau/Ihren Kindern. Würden Sie diesen Handel eingehen?«
> Meist wird dies verneint.
> In einigen Fällen suchen die Teilnehmenden einen »Ausweg«, indem sie das Negative zwar loswerden«, gleichzeitig aber zumindest einen Teil des Wachstums bewahren wollen. Die Therapeutin sollte diese Option spielerisch verneinen; damit verdeutlicht sie dem Teilnehmenden, wie eng und damit ganzheitlich positive und negative Folgen von Extremereignissen miteinander gekoppelt sind.

Die Bilanzierung und Bewertung von einsatzbezogenen Werteveränderungen sollte dann unter Verwendung der folgenden Leitfragen zukunftsgerichtet weiterentwickelt werden:

- Welche einsatzbezogenen Veränderungen Ihrer Wertorientierungen sind Ihnen so wichtig, dass sie auch in Ihrem zukünftigen Leben Bestand haben sollen, und warum?
- Wenn Sie einmal 10 Jahre vorausschauen: Wie könnte eine charakteristische Situation aussehen, in der Ihre neuen Werte besonders gut zum Ausdruck kommen? Beschreiben Sie die Situation genau, was nehmen Sie war, was fühlen Sie, welche Gedanken tauchen auf?

Es sollte zudem die Frage der Kommunikation der einsatzbezogenen Erfahrungen im sozialen Umfeld besprochen werden. Die folgenden Leitfragen können dabei hilfreich sein:

- Wie können die wertebezogenen Erfahrungen und Veränderungen gegenüber dem privaten und beruflichen Umfeld kommuniziert werden?
- Im Idealfall kann eine wohlwollende, akzeptierende Haltung des sozialen Umfeldes gegenüber den Belasteten und ihren Veränderungsprozessen entstehen. Besteht sogar eine Berechtigung, diese Akzeptanz aktiv einzufordern?

4.2.4 Psychoedukation: Definition und Bedeutung von moralischen Verletzungen

Dieser Abschnitt eignet sich vor allem für einsatzerfahrene Kräfte, kann aber auch zur einsatzvorbereitenden Sensibilisierung verwendet werden.

Allgemeines zu moralischen Verletzungen. Dieser Abschnitt zu moralischen Verletzungen baut auf der Thematik der persönlichen Wertorientierungen auf: Die Erarbeitung individueller Werte und ihrer Entwicklung bzw. Veränderung stellt eine wesentliche Grundlage dar, um Verletzungen von Werten und moralischen Vorstellungen zu verstehen.

Während der Wandel von Wertorientierungen eher noch als Anpassungsreaktion im Rahmen individueller Verarbeitungsprozesse nach dienstlichen oder einsatzbedingten Erfahrungen und Stressoren einzuordnen ist, können moralische Verletzungen eine krankheitswertige psychische Belastung darstellen. Den Teilnehmenden sollte einleitend die Frage gestellt werden: »Kann das Moralempfinden eines Menschen auch verletzt werden?«

Definition von moralischer Verletzung. Ebenso sollte der Begriff »moralische Verletzung« (nach Litz et al. 2009) eingeführt werden: »Als moralische Verletzungen werden Erfahrungen verstanden, bei denen tief verwurzelte moralische Überzeugungen und Erwartungen erschüttert werden, indem an inhumanen, gewaltsamen oder grausamen Handlungen teilgenommen wird oder diese nicht verhindert werden können. Auch Zeuge zu sein oder indirekt davon zu erfahren, kann als Auslöser bereits ausreichen.«

Formen von moralischen Verletzungen. Als Nächstes sollten die Formen von moralischen Verletzungen, die bei Einsätzen auftreten können, genannt werden. Diese sind:

- moralische Verletzung durch Beobachtung/Erleben des Fehlverhaltens anderer
- moralische Verletzung durch eigenes Fehlverhalten
- moralische Verletzungen im unmittelbaren Einsatzkontext: Verletzung moralischer Normen durch einsatzbezogene Ereignisse, z. B. durch das Verhalten von Vorgesetzten, Kollegen/Kameraden, durch Beobachtungen des Verhaltens der Zivilbevölkerung des Einsatzlandes
- moralische Verletzungen außerhalb des eigentlichen Einsatzgeschehens: z. B. zu geringe Anerkennung oder Desinteresse für das Geleistete im Kollegen- oder Kameradenkreis oder im privaten Umfeld, aber auch in der Gesellschaft (einschließlich fehlender versorgungsrechtlicher Anerkennungen)

4.2.5 Prävention moralischer Verletzungen durch Verbesserung der moralischen Urteilsfähigkeit

Dieser Abschnitt sollte vor allem in der Einsatzvorbereitung verwendet werden.

Bevor darauf eingegangen wird, wie in der Sekundärprävention bereits eingetretene moralische Verletzungen in ihren Auswirkungen abgemildert werden können, sollen zunächst Herangehensweisen vorgestellt werden, wie die Abwägung einer moralischen Entscheidung in einer ethisch schwierigen Situation erleichtert werden kann.

Koblenzer Entscheidungscheck

Zu diesem Zweck hat sich der »Koblenzer Entscheidungscheck« bewährt (Elßner 2017). Bereits vor Beginn der potenziellen Exposition mit moralisch konflikthaften Ereignissen können damit praxisnahe ethische Maßstäbe und Prüfkriterien eingeübt werden, nach denen eine schnelle und sichere Entscheidungsfindung erfolgen kann. Diese können zudem in der Zeit danach helfen, das eigene Verhalten besser zu verstehen und vor sich selbst zu rechtfertigen. Dadurch werden wiederum belastende Gedanken und eine etwaige Grübelneigung reduziert.

> Der Koblenzer Entscheidungscheck (KEC) umfasst fünf Kriterien für die Bewertung moralischer Entscheidungen:
>
> 1. Legalitätsprüfung
> 2. Feuer der Öffentlichkeit
> 3. Wahrhaftigkeitstest
> 4. Die goldene Regel
> 5. Der kategorische Imperativ nach Kant

Erläuterung der Kriterien:

- Bei der »Legalitätsprüfung« werden die Handlungsoptionen in einer realen Konfliktsituation mit den verfügbaren gesetzlichen Grundlagen verglichen und geprüft, ob diese gesetzeskonform sind.

- Beim »Feuer der Öffentlichkeit« wird überlegt, ob die geplante Handlung auch ausgeübt würde, wenn die Weltöffentlichkeit dabei zuschauen könnte.
- Ähnlich wirkt der »Wahrhaftigkeitstest«: Wäre es möglich, der eigenen Frau/Mann, dem eigenen Kind oder den Eltern »guten Gewissens« zu erzählen, was aktuell zu tun beabsichtigt ist?
- Ethische Vergleiche finden zudem in der »Goldenen Regel« und im Kategorischen Imperativ« Anwendung: Würde ich wollen, dass mein Tun auch an mir selbst verübt würde bzw. dass mein Tun zu einem allgemeingültigen Handlungsstandard werden würde?

Besonders intensiv werden diese Prüfkriterien als Präventionsmaßnahme verinnerlicht, wenn sie an Beispielsituationen in einer Gruppendiskussion erprobt werden. Ziel ist es dabei nicht, die »richtige« Lösung zu finden, sondern die Anwendung der oben genannten Kriterien und die Verfügbarkeit moralischer Argumente zu schulen.

Beispielsituation zur Prüfung der Koblenzer Entscheidungscheck-Kriterien

»Bei einer politischen Großveranstaltung (Demonstration) treffen Sie mit Ihrer Einsatzgruppe auf eine größere Zahl gewaltbereiter Demonstranten. Nach zunächst verbalen Attacken eskaliert die Situation und Sie werden körperlich angegriffen. Dabei geht einer Ihrer Kollegen zu Boden und verletzt sich dabei leicht (nicht lebensbedrohlich). Sie schwanken zwischen den Optionen, sich um diesen im Rahmen der Ersten Hilfe zu kümmern oder den Täter zu ergreifen und Personalien aufzunehmen.«

Dilemmadiskussion

Eine Vertiefung derartiger moralischer Konfliktbearbeitungen ist durch strukturierte Dilemmadiskussionen möglich (s. Kap. 2), sofern der verfügbare Zeitrahmen dies erlaubt. Dabei werden zu umstrittenen moralischen Entscheidungsfragen debattiert. Aus den

Teilnehmenden werden drei Gruppen gebildet: Pro-, Kontra- und Jurygruppe. Die Pro- und Kontragruppe bringen abwechselnd Argumente vor und am Schluss spricht die Jury ein Gesamturteil. Dieses Vorgehen führt zu einer Verbesserung der Fähigkeit, sich in andere Positionen und moralische Vorstellungen hineinzuversetzen, und stärkt die soziale Empathie. Für den Einsatz von Dilemmadiskussionen kann auf entsprechende Literatur zurückgegriffen werden (z. B. »Moral ist lehrbar« von Lind 2019).

4.2.6 Moralbezogene Sekundärprävention nach Einsätzen: Umgang mit moralischen Verletzungen

Dieser Abschnitt eignet sich vor allem für erfahrene Einsatzkräfte, kann aber auch zur einsatzvorbereitenden Sensibilisierung verwendet werden.

Begonnen werden sollte mit moralischen Verletzungen, die durch beobachtetes Fehlverhalten *anderer* Personen verursacht werden.

Definition und Bedeutung moralischer Verletzungen durch das Verhalten anderer

Eine Annäherung an die Thematik sollte anhand von vorgegebenen oder eigenen Beispielen der Teilnehmenden erfolgen, wie etwa folgende:

- Eine Rettungsassistentin wird zu einem Kinder-Notfall gerufen. In einer verwahrlosten Wohnung trifft sie auf ein 8-jähriges Mädchen, dessen Verletzungsmuster deutlich auf körperliche Misshandlungen hinweisen. Von beiden anwesenden Eltern, die angetrunken sind, wird dies vehement abgestritten.
- Ein Polizeibeamter wird im Rahmen eines Einsatzes gegen Gewalttäter Zeuge, wie in seiner unmittelbaren Nähe ein ihm gut bekannter Kollege durch mehrere Fausthiebe schwer verletzt wird. Der Täter entkommt in eine Menschenmenge.
- Eine ehrenamtliche Mitarbeiterin des Technischen Hilfswerks (THW) versucht, mit ihrem Einsatzfahrzeug im Rahmen einer Hochwasserlage zur Einsatzstelle zu gelangen. Umstehende An-

wohner blockieren jedoch den Zufahrtsweg, um Fotoaufnahmen zu machen. Als sie diese auffordert, die Straße frei zu machen, wird sie beschimpft und verbal bedroht.

- Eine afghanische Frau verstirbt trotz Behandlung in einem Feldlazarett der Bundeswehr – ein Sanitäter kommentiert dies laut hörbar mit den Worten: »Ist doch nur eine Afghanin!«
- Eine Patrouille der Bundeswehr in Afghanistan kommt an einer Unfallstelle mit schwer verletzten afghanischen Soldaten vorbei, darf aber wegen der Sicherheitslage nicht helfen.
- Nach der Rückkehr aus dem Einsatz besteht für einen Soldaten das Bedürfnis nach einer Anerkennung der eigenen Leistungen unter schwerer Belastung. Es besteht jedoch in der Stammeinheit kein Interesse an seinen Berichten, stattdessen kommt es sogar zu abwertenden Äußerungen (»Wie wars im Urlaub?«).

Eines oder mehrere dieser Beispiele sollten in der Gruppe im Hinblick auf ihr moralisches Verletzungspotenzial diskutiert werden. Dabei können die folgenden Leitfragen die Annäherung an die Thematik erleichtern und sollten den freien Austausch der Teilnehmenden ergänzen und anregen:

- Warum hat der Täter seine Handlungen ausgeführt?
- Welche persönlichen Wertbildungen der Teilnehmenden stehen mit den Verhaltensweisen im Widerspruch? Wie wurde ihr moralisches Empfinden verletzt?
- Macht es einen Unterschied in der Bewertung, ob das moralisch zweifelhafte Verhalten durch systemfremde Personen, z. B. innerhalb der lokalen Bevölkerung, oder durch Vorgesetzte/Kameraden gezeigt wurde? (Dabei spielt unter anderem die Verletzung eines bestehenden Vertrauensverhältnisses eine Rolle.)

Psychische Folgen der moralischen Verletzung durch andere

Im Anschluss an die Erarbeitung der moralischen Dimension der Beispiele sollten die dadurch hervorgerufenen Gedanken und Gefühle besprochen werden. Häufig werden die folgenden Thematiken benannt:

- Enttäuschung oder Verbitterung über das Verhalten der Bevölkerung / der Kameraden / Vorgesetzten, über »das System«
- begleitend zur Enttäuschung meist auch Zorn (der Begriff »Zorn« wird an dieser Stelle und auch im weiteren Textverlauf verwendet, weil er im Gegensatz zu den allgemeineren Begriffen »Ärger« oder »Wut« mehr den direkten Bezug zu einem konkreten als falsch oder ungerecht empfundenen Verhalten betont).
- Das Erleben von Hilflosigkeit angesichts des Destruktiven, Sinnlosen kann sich aber auch generalisieren und das Empfinden von Sinn umfassend infrage stellen, ein Gefühl von »Un-Sinn« in der persönlichen Wahrnehmung des Lebens hervorrufen. Wenn der Un-Sinn verinnerlicht wird, kann das dazu führen, dass sich die moralischen Maßstäbe daran anpassen und in der Folge eigenes un-sinniges, moralisch fragwürdiges Verhalten zulassen. Auf dieser Basis ist es beispielsweise erklärbar, warum Soldaten nach längeren Aufenthalten in Kriegsgebieten unter Umständen auch selbst moralisch verletzende Handlungen begehen. Es können dadurch wiederum Schuldgefühle und Zweifel an der rollenbezogenen Identität als Helfer, Soldat etc. entstehen.
- Es ist aber auch eine entgegengesetzte Reaktionsform möglich, die eher kompensatorischen Charakter hat, indem das erlebte Unsinnige durch konstruktives Handeln buchstäblich ausgeglichen wird: So kann es z. B. zu einer Zunahme von Ehrgeiz und Engagement im Arbeitsprozess kommen – im ungünstigen Fall bis hin zu einer Zuspitzung von Anforderungen an sich selbst und Unzufriedenheit mit eigenen Leistungen, die sich dann als Perfektionismus oder verminderte Toleranz gegenüber vermeintlichem Fehlverhalten anderer äußern können.

Definition und Bedeutung moralischer Verletzungen durch eigenes Verhalten

Moralische Verletzungen können nicht nur dadurch entstehen, dass moralisch verletzendes Verhalten beobachtet oder selbst als Opfer erlebt wird. Insbesondere Einsatzkräfte müssen regelmäßig selbst moralisch relevante Entscheidungen im Einsatzdienst fällen, danach handeln und vor anderen und vor sich selbst verantworten. Sie können sich dabei buchstäblich als Täter (unmoralischer Handlungen oder Unterlassungen) erleben.

Ein Einstieg in die Thematik sollte anhand von Beispielen erfolgen, wie etwa folgende:

- Ein Polizist/Soldat muss in der Ausübung seines Dienstes von der Schusswaffe Gebrauch machen. Dabei wird ein Mensch verletzt oder getötet.
- Eine Mitarbeiterin der Feuerwehr muss ein brennendes Haus wegen Einsturzgefahr in Eile verlassen, kann dadurch aber eine noch in einem Raum eingeschlossene Person nicht retten, die daraufhin verbrennt.
- Ein Mitarbeiter eines Nachrichtendienstes beobachtet in einem Auslandseinsatz Gewalt gegenüber Frauen und Kindern, darf aber nicht eingreifen, um die eigene Tarnidentität zu schützen.
- Eine Rettungsassistentin wird zu einem Einsatz bei einer Massenkarambolage auf einer Autobahn alarmiert. Das verfügbare Rettungspersonal reicht zur Versorgung überraschend vieler schwer verletzter Unfallopfer nicht aus, sodass einige Patienten über längere Zeit unversorgt bleiben. Einer von diesen stirbt im Krankenhaus an den Verletzungsfolgen.

Die folgenden Leitfragen können die Annäherung an die Kernthematik des jeweiligen Beispiels erleichtern und sollten die Diskussion der Teilnehmenden ergänzen und anregen.

- Warum hat die Person in der entsprechenden Situation so gehandelt?
- Welche eigenen Wertorientierungen und moralischen Standards könnten mit den Verhaltensweisen im Widerspruch stehen?

Psychische Folgen moralischer Verletzungen durch eigenes Verhalten

Bedeutsame Folgen moralischer Verletzungen durch eigenes Verhalten bei Einsatzkräften sind Schuldgefühle und Scham.

Zunächst sollte in offenen Fragen mit den Teilnehmenden erarbeitet werden, was »Schuld« als psychische Folge eines Einsatzes beinhaltet und wie sie sich von »Scham« unterscheidet. (»Was verstehen Sie unter Schuld und unter Scham?«). Dazu einige Hinweise als mögliche Hilfestellungen:

Schuld. Eine Beschreibung und Definition von Schuld sollte mehrere Ebenen berücksichtigen. Auf der Ereignisebene bezeichnet Schuld die Geschehnisse selbst. Es ist etwas getan worden, das die Grenzen anderer Menschen verletzt bzw. ihnen Schaden zugefügt hat. (Beispiel: Diebstahl ist eine Schuld). Schuld hat gegebenenfalls auch rechtliche Folgen.

Auf der Ebene der sozialen Beziehung umfasst Schuld einen Vorwurf, eine Beschuldigung, beinhaltet dadurch ein Urteil über die vermeintliche Wertlosigkeit oder Bösartigkeit des Schuldiggesprochenen. Auf dieser Ebene hängt Schuld mit der Beziehung zwischen den Beschuldigern und den Beschuldigten ab. Sie kann zur Ausstoßung aus der Gemeinschaft führen. Beschuldigung ist dabei nicht zwingend daran gebunden, dass tatsächlich ein schuldhaftes Verhalten vorgelegen hat. Gemeinschaften können auch beschuldigen, ohne dass objektive Schuld vorliegt. Ein aktuell häufig diskutiertes Beispiel ist die Ausgrenzung von Migranten (»Ausländer nehmen uns die Arbeitsplätze weg«).

Psychische Folgen von Schuld. Schuld kann im Rahmen der psychischen Verarbeitung zu Schuldgefühlen führen. Diese können sich zum einen aus der Erkenntnis ergeben, anderen Menschen Leid zugefügt zu haben. Ausgehend von der Beschuldigung kann das Schuldgefühl aber auch zusätzlich einer Introjektion von Beschuldigungen von außen (Übernahme der Beschuldigungen in das Ich) entsprechen. Das heißt, hier wird das Verhalten der Umwelt, z. B. die Entwertung, Teil der inneren Realität. An dieser Stelle ist der Übergang zur Scham fließend.

Im Falle der direkten ereignisbezogenen Schuld sind die dazugehörigen Gedanken und Gefühle auf diese Situation selbst bezogen: »Ich habe in der Situation x einen Fehler gemacht.«

Wiedergutmachungsbestrebungen als Merkmal von Schuld. Schulderleben kann erleichtert werden durch Gedanken und/oder Handlungen, die eine Wiedergutmachung, d. h. einen Ausgleich des verursachten Schadens beinhalten. Dies kann beispielsweise durch Bereuen, eine Entschuldigung oder Entschädigung geschehen, aber auch durch symbolisch ausgleichende Aktivitäten wie ein ehrenamtliches Engagement, karitative Spenden etc. Damit geht die Verarbeitung von Schuld mit einem konstruktiven Impuls einher, sie führt bei den Betroffenen zu einer Aktivierung.

Erwartungen an sich selbst. Wichtig für das Verständnis von Schuldgefühlen ist dabei das Erkennen eigener Erwartungen an sich selbst.

- »Welche Erwartungen stelle ich rückblickend an mein Verhalten in der damaligen Situation?«
- »Wie perfekt muss ich generell in meiner beruflichen Rolle sein?«

Diese Erwartungen sind bei Einsatzkräften nicht selten sehr hoch, berücksichtigen dabei aber beispielsweise nicht die Geschwindigkeit und Intensität der Abläufe in einer traumatischen Situation, oder sie nehmen die Perspektive derer ein, die bereits die Folgen der Ereignisse kennen, so als hätten diese vorhergesehen werden können.

Zur Veranschaulichung der Bedeutung des Umgangs mit sich selbst kann die Übung »Der inneren Trainer« eingeführt werden, die z. B. mit einem Gruppenteilnehmer exemplarisch erarbeitet werden kann:

Übung »Der innere Trainer«

Wir kennen Trainer aus unserem Alltag – im Sportverein, im Beruf etc. Was für Typen von Trainern gibt es? Lassen Sie die Teilnehmenden Beispiele benennen. Was erwarten diese jeweils von den Trainierten? Wie treten sie auf und wie kommunizieren sie?

In unserem Alltag bewerten wir stetig unser Tun, kommentieren es mit unserer inneren Stimme, loben oder kritisieren unser eigenes Handeln. Dabei gibt es für Menschen jeweils typische Muster, die relativ konstant auftreten. Ist es denkbar, sich diese innere Kommunikation bildhaft vorzustellen, so als würde unser »innerer Trainer« so mit uns sprechen, wie äußere Trainer es tun würden? Welchen inneren Trainer haben wir in uns, wie sieht er aus, wie spricht er, wie verhält er sich? Wie geht er mit uns um? Ist es insgesamt ein strenger oder wohlwollender Trainer?

Wie tritt dieser Trainer in Zusammenhang mit Schuldgefühlen auf? Ist er mit deren Entstehung vielleicht strenger geworden, kritisiert uns häufig, macht uns das Leben schwer? Passt letztendlich dieser Trainer zur Schuld und ihren Auslösern?

Wenn es sich nach der Dynamik des Gruppengeschehens an dieser Stelle anbietet, kann bereits erarbeitet werden, wie besonders strengen Trainern im Kontext von Schuldgefühlen oder Scham begegnet werden kann (ansonsten kann dies später beim Umgang mit Scham einfließen).

Zunächst sollte mit den Teilnehmenden erarbeitet werden, wie derartige stereotype Erlebnis- und Reaktionsweisen, wie sie sich im inneren Trainer abbilden, entstehen, z. B. durch Vorbilder aus der eigenen Biografie oder unverarbeitete Konfliktsituationen.

Anschließend sollte das Bild des Trainers in Gedanken (»imaginativ«) verändert werden, indem eine bedrohlich erscheinende Gestalt in ein harmloseres, menschlicheres Erscheinungsbild umgewandelt wird, beispielsweise indem die Farbe seiner Kleidung (»pink«) oder die Tonlage seiner Stimme (»Fistelstimme«) einen heiteren Charakter bekommen. Die Teilnehmenden sollten in der Diskussion Beispiele bringen, wie sie dies bei ihren eigenen Trainern umsetzen könnten. Verändern sich dabei die Gedankeninhalte passend zu der Veränderung des Trainerbildes? Dadurch kann der Umgang mit destruktiven Gedanken einen spielerischen Charakter bekommen und diese können etwas von ihrer Bedrohlichkeit verlieren. Diese visualisierende Arbeit kann somit »auf dem Umweg über ein Bild« zu einer Veränderung schuldbezogener Gedankenketten beitragen.

Allerdings ist diese Übung nur dann wirksam, wenn sie täglich geübt wird. Schuldassoziierte Gedanken können z. B. dabei aktiv induziert, betrachtet und dann der dazugehörige innere Trainer modifiziert werden. Dies kann auch mit einem Entspannungstraining (imaginative Entspannung wie der »Sichere Ort« oder die Progressive Muskelrelaxation) kombiniert werden. Eine Veränderung im Bild kann durch ausreichendes Training zu einem gedanklichen Automatismus werden, der dann auch reflexhaft bei spontan auftretenden destruktiven Gedanken greift und diese kontrollierbarer macht.

Scham. Schuld kann sich, insbesondere auch bei einer strengen Inneren-Trainer-Repräsentanz, im Verlauf generalisieren und immer mehr Bereiche des Erlebens und Handelns im Alltag beeinflussen. Schulderleben wird zum Bestandteil der Persönlichkeit – *Scham* entsteht.

Bei Einsatzkräften führen hohe Stigmatisierungsängste häufig dazu, dass sich die Betroffenen erst mit einer mehrmonatigen oder gar mehrjährigen Latenz zu einer Behandlung entschließen können. Zu diesem Zeitpunkt sind die dargestellten Mechanismen in der Regel schon weit fortgeschritten und Scham hat bereits einen maßgeblichen Stellenwert im Erleben. Daher sollte Scham bereits im Rahmen einer Präventionsveranstaltung thematisiert und die Teilnehmenden auf die möglichen Entwicklungen vorbereitet werden, um rechtzeitig zu reagieren. Dabei können die Leitfragen im nächsten Punkt verwendet werden.

Psychische Folgen von intrapersoneller Scham. Wir unterscheiden zwischen intrapersoneller und interpersoneller Scham. Fragen zur intrapersonellen Scham sind:

- Wie wirkt sich Scham auf das Selbstwertgefühl aus? Scham (zer-)stört das positive Verhältnis der Betroffenen zu sich selbst, das »Selbstkonzept«: Zum Beispiel kann sich die Überzeugung »Ich bin ein guter Mensch« zu »Ich bin nicht mehr liebenswert« wandeln.
- Welche Folgen hat Scham für den Umgang mit sich selbst? Intrapersonelle Scham kann zu einer verminderten Selbstfürsorge und

Selbstakzeptanz führen. Positive, genussvolle, erfolgreiche Aspekte der Lebensführung werden viel weniger beachtet als Fehler, Schwächen oder unangenehme Verpflichtungen.

Psychische Folgen von interpersoneller Scham. Eine so beschriebene Störung im Selbstkonzept, einhergehend mit einem schwachen Selbstwertgefühl und einem überstrengen Umgang mit sich selbst, kann Auswirkungen auf die sozialen Beziehungen haben. Sie kann zu einem Gefühl der mangelnden zwischenmenschlichen Attraktivität, zu Unsicherheit, Verletzlichkeit und letztlich zu einem sozialen Rückzug führen. Stehen Abwehrmechanismen wie Verleugnung (von Scham) oder Verkehrung ins Gegenteil im Vordergrund, dann kann es aber auch zu betont selbstbezogenen, zum Teil aggressiv, arrogant oder sarkastisch wirkenden Ausdrucksformen kommen.

Wie wirkt sich interpersonelle Scham in der Familie aus? In der Paarbeziehung oder in familiären Systemen wirkt sich die mit Scham verbundene soziale Unsicherheit besonders schwerwiegend aus. Es können Konflikte durch zunehmende Distanz und Isolation entstehen. Möglich sind aber auch Unzufriedenheit, Streitsucht und Aggressivität im Alltag.

Kann Scham auch Vorteile haben? Scham hat nicht nur negative Auswirkungen auf das Sozialverhalten und soziale Beziehungen. Menschen mit Schamgefühlen handeln aufgrund ihres kritischeren Umgangs mit sich selbst in ihrem sozialen Umfeld häufig einfühlsam und verfügen über ein hohes Gemeinschaftsgefühl und Empathie für andere. Sie werden dann als besonders sozial und fürsorglich wahrgenommen.

Wie wird dies von den Teilnehmenden bewertet? Erkennen sie in den Folgen von Scham auch Chancen, die persönlichen Beziehungen und auch die eigene Persönlichkeit weiterzuentwickeln? Wichtig ist die Thematisierung dieser positiven Aspekte für die Teilnehmenden auch deshalb, um ein ausgeglicheneres Gesamtbild ihrer inneren Entwicklung zu bekommen, das sich nicht auf die negative Seite beschränkt.

Umgang mit moralischen Verletzungen durch andere

Vorbemerkung: Bei Interventionen zur Bewältigung von Zorn, Schuld und Scham sollte darauf geachtet werden, sich an den Vorerfahrungen, dem persönlichkeitsstrukturellen Niveau und den soziokulturellen Hintergründen der Klienten zu orientieren, um eine Überforderung zu vermeiden. So kann z. B. eine Thematik wie Vergebung bei atheistischen Patienten zu Irritationen führen und sollte betont neutral präsentiert werden.

Zorn kann psychodynamisch eine Mittlerrolle zwischen einsatzbezogenen Ereignissen mit einem moralischen Verletzungspotenzial und psychischen Symptomen wie Angst oder körperlichen Reaktionen einnehmen. Daher sollten über die allgemeine Stresssensibilisierung hinaus Hinweise gegeben werden, wie dem Zorn begegnet und eine Chronifizierung verhindert oder gebessert werden kann.

Zunächst sollten sich die Teilnehmenden auf eine der oben beschriebenen moralischen Verletzungen durch andere konzentrieren. Dazu sollten dann die folgenden Hinweise gegeben bzw. Fragen gestellt werden:

- Beschreiben Sie Ihre Gedanken und Fantasien, die der Zorn auslöst oder auslösen könnte (Verbitterung, Frustration, Rache-/Gewaltfantasien …)!
- Beschreiben Sie körperliche Empfindungen, die der Zorn auslöst!
- Machen Sie sich diese negativen Veränderungen bewusst und machen Sie sich auch bewusst, wie positive Gedanken und Gefühle dadurch blockiert werden!
- Welche Folgen hat Zorn für die Beziehungen zu engen Bezugspersonen (verbitterte Grundhaltung, aggressive Verhaltensmuster, Beziehungskonflikte, Trennung, …)?

Darauf aufbauend sollte mit den folgenden Leitfragen vertieft werden:

- Welche Bedeutung haben diese Veränderungen für die Verarbeitung? Der Täter bleibt durch Zorn in der Psyche präsent, behält seinen Einfluss auf das tägliche Leben. Der Täter »gewinnt doppelt« (Linden & Maercker 2011): Durch sein Fehlverhalten in der Situation schädigt er (meist ungestraft) das Wohlergehen seiner Umgebung und später hinterlässt er über den Zorn auch noch negative, destruktive Folgen für die Teilnehmenden selbst (dem Täter wird durch den Zorn buchstäblich »ein Denkmal gesetzt«).

- Ist der Zorn bei Berücksichtigung dieser Veränderungen noch »attraktiv«?

Umgang mit moralischen Verletzungen durch eigenes Verhalten

Gespräch mit anderen. Wie oben geschildert, löst Scham bei den Betroffenen häufig Verdrängungsbestrebungen aus, damit Scham nicht angesehen oder ausgesprochen werden muss (intra- und interpersonelle Scham). Dadurch bleibt sie jedoch unbewusst erhalten und chronifiziert, wenn auch gegebenenfalls durch Abwehrmechanismen abgemildert und kontrolliert.

Die Teilnehmenden an einer präventiven Veranstaltung sollten daher ermutigt werden, dass für den Fall von Schuldgefühlen oder Scham das Gespräch mit außenstehenden (z.B. betreuenden) Personen hilfreich sein kann. Sie können so die Erfahrung machen, dass trotz der empfundenen Scham eine wertschätzende persönliche Akzeptanz durch andere möglich ist.

Nach diesen Hinweisen zur kognitiven Umstrukturierung bei Zorn und Scham sollten im nächsten Schritt Wege aufgezeigt werden, die bei der Verarbeitung, beim »Loslassen«, hilfreich sein können. Eine besondere Rolle spielt dabei eine aktiv ausgestaltete Vergebung.

Vergebung. Einsatzkräfte sind in vielen Situationen nicht nur Zeugen oder Opfer moralischer Verletzungen durch andere, sondern erleben sich auch selbst als »Täter« durch ihre Handlungen oder ihr Nicht-Handeln. Diese Rollen können sogar Teil derselben Situation sein: Wenn beispielsweise ein Soldat oder eine Polizistin von der Schusswaffe Gebrauch macht, liegen nicht selten eine Bedrohung des eigenen Lebens und gleichzeitig auch eine Schädigung anderer Menschen vor. Wichtig ist es daher, bei der Bearbeitung des Komplexes Vergebung zu betonen, dass wer anderen vergeben kann, es meist auch leichter hat, sich selbst zu vergeben. Die Fähigkeit zur Vergebung ist sozusagen eine benevolente (auf Wohlergehen der nahestehenden Menschen ausgerichtete) menschliche Grundhaltung bzw. ein Grundbedürfnis.

Voraussetzung für Vergebung gegenüber anderen und sich selbst ist aber, das Ideal eines unverletzlichen, »perfekten« Selbst infrage zu stellen und die Existenz des Nichtperfekten – auch bei sich selbst – zu akzeptieren.

Zur Einleitung der Thematik Vergebung kann mit den Teilnehmenden folgende Frage diskutiert werden: »Was sagt die intensive innere Reaktion der Teilnehmenden auf die moralische Verletzung (neben dem damit verbundenen Leid) Positives über das Wertesystem der Betroffenen aus?« Antwort: Es müssen starke Wertorientierungen vorliegen, sonst könnten diese nicht verletzt werden. Bei stark ausgeprägten Wertorientierungen (ein »Wert-voller« Mensch!) besteht ein höheres Risiko, dass diese auch durch äußere Umstände infrage gestellt bzw. verletzt werden können. Im Grunde ist die empfundene Verletzung also Ausdruck einer Charakterstärke.

Ablauf von Vergebung. Den Verursachern einer moralischen Verletzung, vor allem aber auch sich selbst zu vergeben, ist häufig ein schwieriger Schritt, kann aber eine grundlegende Voraussetzung für eine nachhaltige Verarbeitung sein. Aus diesem Grund sollten auch im Rahmen der Prävention bereits erste Hinweise dazu gegeben werden. Der Begriff Vergebung kommt wörtlich aus dem Griechischen: »gehen lassen«. Das Bewusstsein des geschehenen Unrechts bleibt bei der Vergebung erhalten, wird aber ergänzt durch eine aktive moralische Entscheidung: Diese verfolgt das Ziel, eine »innere Versöhnung« mit den Ereignissen zu finden und diese loszulassen/abzugeben. Dabei sollte mit den Teilnehmenden herausgearbeitet werden, welche Unterschiede zu »Vergessen«, »Gutheißen« und »Ungeschehenmachen« bestehen. Zusätzlich sollten positive Auswirkungen von Vergebung besprochen werden:

- Die Verantwortung über die Bewertung und das »Richten« über die begangenen Verfehlungen der Täter (auch der eigenen Person) kann im Zuge der Vergebung an eine (wie auch immer benannte) höhere spirituelle Instanz abgegeben werden (z. B. »Das Schicksal wird es ausgleichen«). Dieser Schritt entlastet die Vergebenden von einem Teil der moralischen Verantwortung und mildert dadurch die Folgen des Zorns oder der Scham. Dem Unrecht wird ein gütiger Blickwinkel entgegengesetzt, Mitleid mit den Tätern kann entstehen; damit stärkt die Vergebung das Bewusstsein des eigenen ethischen Wertes.

- Aus psychoanalytischer Sicht werden buchstäblich »die Waffen aus der Hand gelegt«. Es wird darauf verzichtet, dass der andere sich unterwirft, indem er einräumt, etwas Böses getan zu haben. Der andere kann sogar wieder als gutwillig, als jemand, der Gutes will, erlebt werden. Dies bedeutet eine innere Verbesserung des Bildes von anderen Menschen, innere Feindbilder werden abgeschwächt, die Lebensqualität verbessert sich (Basset 1999).
- Dadurch entsteht Raum für positive, konstruktive Gedanken und Aktivitäten (Fürsorge für die Familie, soziales Engagement etc.). Vergebung stellt somit auch eine bewusste Entscheidung für die positiven und konstruktiven Seiten des eigenen Lebens dar. Dieses Argument spielt auch bei der Vergebung eigenen Fehlverhaltens eine wichtige Rolle (»vergeben, um wieder Gutes tun zu können«).
- Hilfreich kann es sein, markante Leitsätze für den inneren Dialog in diesem Prozess zu bilden, z. B. solche: »Ich will das Denkmal des Täters umstoßen!«, »Ich will ihn/sie/die Schuld nicht mehr in mir haben!«, »Mein eigenes Leben ist mir wichtiger!«.
- An dieser Stelle bietet sich eine allegorische Lehrgeschichte an, die die Folgen des Nichtloslassen-Könnens symbolisch verdeutlicht.

Wie man Affen fängt

Es war einmal ein Affe, der sehr gerne Kirschen aß. Eines Tages sah er eine verlockende Kirsche und kam vom Baum herunter, um sie zu holen. Aber es zeigte sich, dass diese sich in einer durchsichtigen Glasflasche befand. Nach einigen Versuchen merkte der Affe, dass er die Kirsche greifen konnte, wenn er die Hand durch den engen Hals in die Flasche hineinschob. Sobald ihm dies gelungen war, schloss er die Hand um die Kirsche. Aber da bemerkte er, dass er die Faust nicht mehr herausziehen konnte. Denn sie war nun dicker als der Flaschenhals. Dies alles aber war wohl überlegt, denn die Kirsche in der Flasche war eine Falle, die ein Affenjäger gestellt hatte, der die Denkweise der Affen kannte. Als der Jäger den Affen wimmern hörte, kam er herbei. Der Affe versuchte wegzulaufen, aber er bildete sich ein, die Hand sei in der Flasche festgeklemmt und daher konnte er nicht schnell genug fliehen. Aber jedenfalls besaß er die Kirsche noch – so meinte er. Der Jäger schnappte den Affen und gab ihm einen scharfen Schlag auf den Ellenbogen, wodurch er unwillkürlich die Kirsche losließ. Der Affe war frei, aber er war gefangen. Der Jäger hatte sich der Kirsche und der Flasche bedient und besaß sie noch immer. (Bucay 2015)

Um eine Vergebung anderen und sich selbst gegenüber zu erleichtern, kann den Teilnehmenden auch die Übung »Imaginativer Dialog mit einer moralischen Autorität« vorgeschlagen werden: (Wenn in einer Gruppe gearbeitet wird, kann der Ablauf des folgenden Dialoges mit einer Teilnehmerin exemplarisch verdeutlicht werden.)

Übung »Imaginativer Dialog mit einer moralischen Autorität«

Die Teilnehmerin wird aufgefordert, sich in Gedanken eine moralische Autorität vorzustellen, die sie als bedeutungsvoll, bedingungslos wohlwollend, vergebend, großzügig, tröstend etc. erlebt. Sie kann ein real oder nur in der eigenen Vorstellung existierendes Wesen wählen, das sie in einem ersten Schritt genau beschreibt: Wie sieht es aus, wie groß ist es, wie gekleidet ist es, wie spricht es, wie verhält es sich etc.? Beispiele für moralische Autoritäten sind:

- ein Familienmitglied (auch bereits verstorbenes)
- ein Freund, eine Kollegin
- eine Fantasiegestalt (innere Helfer) aus einem Film oder Roman

Anschließend sollten die moralisch relevanten Erlebnisse dieser Autorität in Gedanken berichtet werden. Dabei sollte die Gegenwartsform gewählt werden, diese ist dem Erzählenden näher. Kommt der Bericht ins Stocken, kann die Therapeutin oder auch die Gruppe Hilfestellungen geben bzw. es kann thematisiert werden, wodurch vielleicht ein innerer Widerstand entstanden ist. Es sollte jederzeit wohlwollend und aufmerksam zugehört werden, ohne Bewertungen oder gar Kritik. Bestandteil der entstehenden Geschichte sollte auch sein, welche Folgen das berichtete Ereignis im Hier und Jetzt mit sich bringt.

In einem zweiten Schritt sollte sich die Teilnehmerin die Antwort der moralischen Autorität vorstellen und ebenfalls in der Gegenwartsform aussprechen. Wenn die Entwicklung der oben genannten positiven Eigenschaften gut gelungen ist, dann werden die entsprechenden Sätze eine wohlwollende, vergebende Sichtweise auf die Ereignisse eröffnen, denn dies ist dann die Leistung eines durch die Übung aktivierten mitfühlenden inneren Selbst. Durch die Vorstellung eines real existierenden Wesens als Symbolisierung werden die eigenen mitfühlenden Anteile spürbarer und können besser angenommen werden. Autodestruktive Impulse werden gleichzeitig abgemildert.

Sollte es sich bei den Ereignissen um moralische Verletzungen durch andere Personen handeln, kann dieser imaginative Dialog dennoch, wie bei eigener Schuld, in vergleichbarer Form angewandt werden. Beschrieben werden dann die als Zeuge beobachteten moralisch fragwürdigen Verhaltensweisen und in der Antwort der moralischen Autorität sollte der Wunsch zum Ausdruck kommen, dass die moralische Verletzung nicht zu einer (Zer-)Störung des Weltbildes und des positiven Bezuges zum täglichen Leben bei den Betroffenen führt.

Diese Dialoge sollten täglich geübt werden, z. B. in Kombination mit der Gedankenstopp-Technik (s. Kap. 5, Modul 3), sodass quasi reflexhaft auf sie zurückgegriffen werden kann, wenn traumabezogene negative Bewertungen in der Gedankenwelt auftauchen.

4.3 Abschluss der Schulung

Zum Abschluss der Schulung sollten die Kernerfahrungen und Erkenntnisse seitens der Teilnehmenden noch einmal zusammengefasst und abschließende Fragen geklärt werden. Dazu sollte auch gehören, welche Handlungsoptionen zur Verfügung stehen, falls es in der Zeit nach der Schulung zu psychischen Problemen kommt oder Psychotherapiebedarf besteht. Dabei sollten Kontaktadressen oder Telefonnummern genannt werden.

Es sollte zudem eine Feedbackrunde geben, die unter anderem das Ziel verfolgt, die Position der Teilnehmenden als gleichwertige Partnerinnen und Mitarbeitende zu stärken.

KAPITEL 5

Manual zum therapeutischen Umgang mit moralischen Konflikten

Gliederung

- Einführung
- Modul 1: Einführung zu Wertorientierungen
- Modul 2: Indiv. Wertorientierungen und Wandel von Werten
- Modul 3: Moralische Verletzungen durch das Verhalten anderer
- Modul 4: Moralische Verletzungen durch eigenes Verhalten

Vorbemerkung: Die nachfolgenden praxisorientierten Ausführungen bauen zwar auf den Grundlagen der vorherigen theoretischen Kapitel auf, sollen aber in sich abgeschlossen und selbsterklärend verständlich sein, sodass sie direkt als Arbeitsgrundlage für therapeutische Interventionen verwendet werden können. Daher ist es unvermeidlich, dass es an einigen Stellen zu textlichen Wiederholungen kommt.

Dieses Manual finden Sie auch zum Download auf www.klett-cotta.de. Geben Sie im Suchfeld den Such-Code OM96475 ein.

5.1 Einführung

5.1.1 Überblick und Ziele

Das nachfolgende Therapiemanual soll Psychotherapeutinnen und psychosozialen Helfern, die mit traumatisierten Einsatzkräften (z. B. der Bundeswehr, Polizei, Feuerwehr, THW, Rettungsdienste) arbeiten, eine praxisbezogene Arbeitshilfe zum Umgang mit Wertorientierungen und moralischen Verletzungen bieten, die unmittelbar in ein ambulantes oder stationäres psychotherapeutisches Behandlungssetting integrierbar ist. Eine psychotherapeutische Ausbildung der Durchführenden ist daher wünschenswert.

Ziel ist es, die betreuten Klienten für eine Thematik zu sensibilisieren, die in einer säkularen Gesellschaft, insbesondere auch im Umfeld von Einsatzkräften, nur selten zur Sprache kommt. Dadurch kann ein Bewusstsein für die Bedeutung von Moral und Werten für die psychische Gesundheit und die Lebensqualität geschaffen werden, das in einer späteren ambulanten Psychotherapie mit dem Ziel einer Integration in Alltagssituationen weiterentwickelt werden kann. Es sollen Informationen, neue Bewertungsmuster, Allegorien und Übungen angeboten werden, die einen »Werkzeugkoffer« für den Umgang mit moralischen Konflikten darstellen können.

Die Auswahl der Hintergrundinformationen und therapeutischen Interventionen hat sich in einer langjährigen therapeutischen Arbeit mit traumatisierten Einsatzkräften, vor allem mit Bundeswehrsoldaten, und deren vielfältigen Rückmeldungen und Anregungen entwickelt, Ihnen ist besonders zu danken. Weitere Orientierungen und Anregungen wurden vergleichbaren kognitiv-behavioralen und spirituellen Programmen entnommen, die in Teilen bereits englischsprachig evaluiert sind (Überblick bei Griffin et al. 2019).

Eine erste wissenschaftliche Auswertung des vorliegenden Manuals ergab, dass sich wesentliche Dimensionen der psychosozialen Folgen von schamhaftem Erleben durch einen derartigen Ansatz verbessern lassen (Alliger-Horn et al. 2018). Nachfolgend wird die Studie kurz beschrieben:

Moralische Verletzung bei kriegstraumatisierten deutschen Bundeswehrsoldaten – Wirksamkeit einer wertebasierten kognitiv-behavioralen Gruppentherapie

Es handelte sich bei dieser Untersuchung um eine klinische Pilotstudie, die mit einer zunächst kleineren Fallzahl und ohne eine Kontrollgruppe erste Erkenntnisse zur Wirksamkeit einer wertebasierten Gruppentherapie mit kriegstraumatisierten Bundeswehrsoldaten gewinnen sollte. Alle 21 Patienten hatten in den Jahren zuvor an mindestens einem Auslandseinsatz teilgenommen und litten unter einer posttraumatischen Belastungsstörung (PTBS). Zusätzlich wurde mittels klinischer Diagnostik und auch psychometrischer Testung (Moral Injury Scale, Nash et al. 2013) eine moralische Verletzung festgestellt.

Im Rahmen eines 3-wöchigen stationären Aufenthaltes nahmen die Teilnehmenden in Gruppen von jeweils 6 bis 8 Personen an einem stationären Behandlungssetting des Bundeswehrkrankenhauses Berlin mit verschiedenen komplementären Therapien teil (z. B. Ergotherapie, Entspannungs- und Bewegungstherapie, Aromatherapie, Akupunktur). Zusätzlich wurden täglich 90-minütige Gruppensitzungen nach dem unten stehenden Manual durchgeführt.

Unmittelbar vor und nach der Therapie sowie katamnestisch nach 3 Monaten wurde eine Reihe psychometrischer Testungen durchgeführt. Diese beinhalteten unter anderem die »Compass of Shame Scale (COSS)«, in ihrer deutschen Übersetzung »Kompass der Scham«. Mit dieser Skala wird nicht nach Schamerleben direkt gefragt, da ein solches Vorgehen Abwehrtendenzen begünstigen könnte. Stattdessen stehen maladaptive, krankheitsfördernde Copingstrategien im Vordergrund – d. h., es wird erhoben, auf welche Weise sich Scham im Alltag auswirkt und ob es zu Beeinträchtigungen im Erleben und/oder Verhalten führt.

Die Strategien »andere (verbal) angreifen«, »sich selbst angreifen« und »sich zurückziehen« zeigten nach der Therapie eine signifikante Verbesserung in Richtung eines funktionaleren Umgangs mit Schamerleben. Zudem trat eine Verminderung der psychischen Gesamtbelastung ein.

Diese Ergebnisse wiesen auf eine Wirksamkeit des Therapieansatzes hin, es sind allerdings zur Absicherung der Schlussfolgerungen weitere Auswertungen mit größeren Fallzahlen, auch unter Einschluss einer Kontrollgruppe, notwendig.

5.1.2 Indikationen

Voraussetzung für die Teilnahme sollte eine durch Einsatzdienst oder vergleichbare Erfahrungen hervorgerufene Belastung oder psychische Erkrankung sein (wie z.B. eine PTBS, Angst-, Anpassungsstörung oder affektive Störung).

Die Teilnehmenden sollten im Idealfall bereits Therapieerfahrung haben, z.B. im Rahmen einer ambulanten oder stationären Stabilisierungsbehandlung oder sogar einer ersten therapeutischen Traumakonfrontation, sodass sie mit der therapeutischen Arbeit vertraut sind sowie ihre Gedanken und Gefühle im Rahmen einer Einzel- oder Gruppenbehandlung ausdrücken können. Dann fällt es leichter, sich mit den folgenden, zum Teil recht komplexen innerpsychischen Vorgängen auseinanderzusetzen (zum Gesamtbehandlungsplan siehe auch Kap. 2).

5.1.3 Durchführung und Ablauf

Werden die nachfolgend beschriebenen Module in einem stationären Setting angeboten, sollten 1 bis 2 Wochen mit 1 bis 2 täglichen Gruppensitzungen zu je 90 Minuten eingeplant werden. Dies kann für die Patienten, je nach Zusammensetzung der Gruppen, psychisch fordernd sein, in dem Fall kann eine Streckung der Intervalle über einen längeren Zeitraum sinnvoll sein.

> Die Bearbeitung moralischer Konflikte kann mit weiteren traumabezogenen Gruppenmodulen (z.B. kognitiv-behavioralen Ansätzen zur Emotionswahrnehmung und Selbstfürsorge oder einem sozialen Kompetenztraining) sinnvoll kombiniert werden.

Inhaltlich werden zunächst individuelle Wertorientierungen und ihre Bedeutung für das tägliche Leben besprochen. Fokussiert wird dabei auf Veränderungen im Verlauf des Einsatzdienstes mit den dazugehörigen Folgen im dienstlichen und privaten Alltag.

In einem nächsten Schritt wird anhand von Beispielsituationen betrachtet, wie es zu Verletzungen dieser Wertvorstellungen (»moralische Verletzung«) kommen kann und welche moralischen Gefühle, wie beispielsweise Schuld, Scham oder Zorn, dadurch ausgelöst werden können. Zusätzlich wird erarbeitet, welche Auswirkungen diese Veränderungen im Alltagsleben haben können und wie sie sich abmildern lassen.

5.1.4 Therapeutischer Rahmen

Die Durcharbeitung wertebezogener und moralischer Konflikte erfolgt häufig mit Patientinnen, die sich bereits über einen längeren Zeitraum gegenüber ihrem sozialen Umfeld verschlossen haben, da sie derartige Konflikte als Schwäche erleben und nur schwer mit ihrem Selbsterleben als Helfer in Einklang bringen können. Dementsprechend steht in der ersten Phase der therapeutischen Arbeit der Aufbau von Vertrauen und Sicherheit im Vordergrund. Deren Bedeutung erhöht sich zusätzlich, wenn neben der eigentlichen wertebezogenen Thematik auch unmittelbare Traumafolgen vorliegen, z.B. eine PTBS, Angsterkrankung, Depression, Sucht oder körperliche Problematiken.

5.1.5 Inhaltliche Vorbereitung

Um den Einstieg zu erleichtern, können psychotherapeutische Angebote hilfreich sein, die den Patienten schon vor der eigentlichen moralbezogenen Therapie emotionale und kognitive Grundkompetenzen vermitteln. Dazu gehört eine Psychoedukation, d.h. die Vermittlung von Informationen über innerpsychische und soziale Prozesse, die im Rahmen einer psychischen Erkrankung und/oder Traumatisierung ablaufen, beispielsweise über psychische und körperliche Symptome, wie diese entstehen und miteinander verbunden sind.

Gesamtbehandlungsplan

Sinnvoll ist auch die gemeinsame Entwicklung eines Gesamtbehandlungsplans zu den vorgesehenen Behandlungsschritten (beispielsweise einer begleitenden Suchtbehandlung oder Traumakonfrontation). Insbesondere im Hinblick auf Selbstwertproblematiken, die als Folge von moralischen Verletzungen entstehen können, ist es wichtig, frühzeitig im Behandlungsablauf mögliche Begleiterscheinungen längerer psychotherapeutischer Behandlungen, wie der »Regression«, zu beachten und mit den Patienten zu thematisieren.

Regression bezeichnet eine Rückentwicklung auf ein unreiferes psychisches Funktionsniveau, die mit einer Verminderung von Alltagskompetenzen einhergehen und so den Heilungsprozess behindern kann. Demgegenüber kann soziale Aktivität, beispielsweise die Pflege freundschaftlicher Kontakte, aber auch eine zumindest stundenweise Arbeitstätigkeit mit einer Stärkung reiferer Ich-Anteile einhergehen und dadurch die Auseinandersetzung mit moralischen Fragestellungen erleichtern. Psychosoziale Begleitmaßnahmen, wie z. B. eine berufsbezogene Rehabilitation, können dabei hilfreich sein.

Stärkung psychischer Basiskompetenzen

Eine Ergänzung dieser Schritte kann die Entwicklung bzw. Verbesserung der Fähigkeit sein, innerpsychische Prozesse wahrzunehmen: Mit welchen Bewertungen (Kognitionen) wird auf Ereignisse im äußeren Umfeld reagiert und welche Gefühle begleiten die Gedanken? Treten dabei körperliche/motorische Reaktionen auf und welche Verhaltensweisen und Konsequenzen gehen daraus hervor? In der verhaltenstherapeutischen Praxis kommen dabei beispielsweise Situationsanalysen von Alltagssituationen zur Anwendung, meist unter Verwendung standardisierter Algorithmen wie dem SORKC-Schema (z. B. Kanfer & Reinecker 2000).

Auch eine Reflexion darüber, wie wertschätzend Betroffene mit sich selbst umgehen – z. B. durch Selbstfürsorge und Mitgefühl mit sich selbst (Compassion) – können an diese Stelle gehören, da sie unmittelbar mit Wertorientierungen in Verbindung stehen und durch moralische Verletzungen nachhaltig beeinträchtigt werden können. Exemplarisch seien die folgenden therapeutischen Fragestellungen genannt: Wie wird mit den eigenen Bedürfnissen und Ressourcen umgegangen? Wie werden Konflikte geführt und Frustration verarbeitet?

Nach den gültigen S3-Leitlinien Posttraumatische Belastungsstörung (Schäfer et al. 2019) werden derartige therapeutische Ansätze meist zu Beginn eines psycho- und insbesondere traumatherapeutischen Prozesses vermittelt (wenn z. B. im stationären Setting gearbeitet wird, während der ersten 3 bis 5 [Doppel-]Stunden). Sie sollten aber auch im Verlauf der Therapie immer wieder aufgegriffen und an das Entwicklungsniveau der Patienten angepasst werden. Im Rahmen dieses Manuals sollten sie an den Anfang des Curriculums gestellt werden.

Zu den Einzelheiten traumabezogener und allgemeiner psychotherapeutischer Stabilisierung wird die Lektüre entsprechender Fachliteratur empfohlen, z. B. Maercker (2019), Seidler (2019), Eichenberg und Zimmermann (2017).

Psychoanalytische Übertragungsprozesse

Bei der Arbeit mit therapeutischen Gruppen sollten ergänzend zu den genannten Prinzipien auch immer die bewussten und unbewussten Interaktionen der Teilnehmenden untereinander und mit den Therapeuten beachtet werden. Es können sich hier frühere, auch pathologische Beziehungsmuster re-inszenieren (Übertragung), die dem Gruppenprozess einerseits eine besondere Vitalität und Dynamik verleihen, andererseits aber auch zu einer verstärkten Abwehr der Teilnehmenden führen können.

Ist es beispielsweise in der Kindheit eines Teilnehmers der Gruppe zu Konflikten mit einem älteren Geschwister gekommen, kann die Gegenwart eines ebenfalls älteren Mitpatienten in der Gruppe zu einer Angst vor erneuter Abwertung führen. Diese wiederum kann die Unbefangenheit von Äußerungen behindern oder blockieren. Derartige Prozesse sollten vor allem dann, wenn Sie die Gruppendynamik behindern, den Teilnehmenden als Interpretation oder Deutung angeboten werden. Ausbildungsgänge in der Gruppenpsychotherapie bzw. eine entsprechende Lektüre von Fachliteratur können den Erwerb von Kompetenzen in diesem Bereich erleichtern (z. B. Yalom 2019).

5.1.6 Praktische Durchführung

Die hier vorgeschlagenen therapeutischen Elemente sind sowohl im Einzelsetting als auch in einer Gruppe anwendbar. Das Gruppensetting weist den Vorteil auf, dass das entstehende Zusammengehörigkeitsgefühl der Gruppe (Gruppenkohäsion) therapeutisch genutzt werden kann. Die behandelten Themen können unter anderem Schamgefühle bewusst werden lassen oder verstärken, die im Regelfall bei den Teilnehmenden bereits einen längeren Prozess der sozialen Isolation unterhalten haben. In einem wertschätzenden und stützenden Gruppensetting lässt sich ein Klima der Akzeptanz und damit eine korrektive Gemeinschaftserfahrung erzeugen.

Besonders vorteilhaft kann sich dieser Effekt auswirken, wenn die Gruppe homogen zusammengesetzt ist und die Teilnehmenden einen gemeinsamen Erfahrungshintergrund aufweisen, z.B. durch den gleichen Beruf oder die gleiche Einsatzerfahrung. Durch eine begrenzte Teilnehmerzahl in den Gruppen wird Vertrautheit zusätzlich gefördert. Ähnlich positiv wirkt sich ein geschlossenes Gruppensetting aus, d.h. ein gemeinsamer Gruppenbeginn und Gruppenende: Die Gruppe macht dann als Ganzes einen gemeinsamen Prozess durch und erarbeitet so ein Gruppenergebnis, mit dem sich alle Beteiligten identifizieren können.

Komplementäre Therapien

Letzteres kann durch komplementäre therapeutische Elemente gefördert werden, beispielsweise durch eine gemeinsame Gruppenarbeit an einem ergotherapeutischen oder kunsttherapeutischen Projekt. So haben sich bildnerische Darstellungen von konflikt- bzw. traumabezogenen Themen bewährt, die unter Verteilung von Aufgabenbereichen umgesetzt werden – z.B. Symbolisierungen traumabezogener Ereignisse oder Gefühle oder Ideen von Heilungsprozessen in der Familie.

Äußerer Rahmen

Wenn ausreichende finanzielle Ressourcen vorhanden sind, kann die Wahl einer ansprechenden Örtlichkeit für zumindest einen Teil der Sitzungen hilfreich sein, um den Schamgefühlen der moralisch verletzten Patienten zu begegnen und die Gruppenkohäsion zu stärken: Eine angenehme Umgebung vermittelt Wertschätzung und bildet einen Gegenpol zu den bis dahin meist vorherrschenden autodestruktiven Mustern im Selbstbezug. Seminarhäuser, die durch Einrichtungen der Seelsorge betrieben werden, oder Hotels in der Natur können sich zu diesem Zweck eignen.

Multiprofessionelle Teams

Das therapeutische Team sollte multiprofessionell zusammengesetzt sein: Fachärztinnen für Psychiatrie und Psychotherapie, Psychologische Psychotherapeuten, Seelsorgende, Pflegende etc. So wird die unmittelbare und integrierte Reflexion der mit der moralischen Thematik verbundenen vielfältigen Impulse der Patienten angeregt – bis hin zu besonderen Angeboten wie Andachten oder dem Ablegen einer Beichte (sofern die Teilnehmenden dafür offen sind).

5.1.7 Methodische Hinweise

Alle Mitglieder eines therapeutischen Teams sollten sich noch vor Beginn der Arbeit selbst gedanklich mit der für die Patienten jeweils im Vordergrund stehenden Thematik auseinandersetzen (Litz et al. 2015). Dabei können die folgenden Fragen hilfreich sein:

- Was ist in dem belastenden Szenario passiert?
- Was würden solche Geschehnisse für mich selbst bedeuten?
- Wie hätte ich anstelle des Patienten reagiert?

Diese Gedanken können hilfreich sein, sich in das Leid der Patienten hineinzuversetzen und eine empathische Nähe zu erzeugen. Dabei sollte darauf geachtet werden, wie stark die eigene emotionale Reaktion ausfällt und ob diese den professionellen abstinenten Zugang behindern könnte (z. B. durch überprotektives Verhalten).

Dialog und Diskussion

Das in diesem Manual vorgeschlagene therapeutische Vorgehen beinhaltet zahlreiche Vorschläge, Denkanstöße und therapeutische Hinweise. Es sollte, insbesondere auch in der Gruppenarbeit, ein Gesprächsstil mit offenen, wenig direktiven Fragen gewählt werden, der den Teilnehmenden viel Raum für den Dialog und die freie Diskussion lässt. Diese können von Leitfragen oder Anregungen der Therapeutinnen ausgehen, die aber zurückhaltend erfolgen sollten. Häufig ist es nur notwendig, Äußerungen kurz aufzugreifen und ihren Kern klärend zu wiederholen.

Beispiel

Teilnehmer: »Ich habe in der Situation ein schlechtes Gewissen entwickelt, weil ich absolut nichts tun konnte.«

Therapeutin: »Sie haben sich hilflos erlebt.«

Auch längere Gesprächspausen können nützlich sein, um den Teilnehmenden Zeit für eine Reflexion des Gesprochenen und die innere Anpassung zu lassen. Durch dieses Vorgehen können sie sich in einem Erkundungsprozess erleben und im Austausch mit anderen Gemeinsamkeiten und Unterschiede feststellen und so Neugier auf ihre innere Wirklichkeit entwickeln. Bei zu hoher therapeutischer Aktivität besteht dagegen die Gefahr, dass dieser Austausch eher behindert wird und mehr einer Wissensvermittlung und weniger einem inneren Erlebnis gleichkommt.

Die vorsichtige, wenig eingreifende Begleitung der Prozesse beruht auf der Vorstellung, dass heilsame Erkenntnisse, Gedanken und Emotionen (in diesem Fall der konstruktive und selbstfürsorgliche Umgang mit Wertorientierungen und moralischen Verletzungen) in den Hilfesuchenden bereits angelegt sind und nur entdeckt und in Worte gefasst werden müssen, um für Heilungsprozesse nutzbar zu werden. Dieses Vorgehen ist in verschiedenen psychotherapeutischen Schulen sowie auch in der geistlichen Begleitung gebräuchlich (Jalics 2017).

5.1.8 Einleitung der Gruppenarbeit und Gruppenregeln

Zunächst sollte mit den Teilnehmenden besprochen werden, warum die für viele ungewohnte Thematik »Wertorientierungen« und »moralische Verletzungen« für den Heilungsprozess akuter psychischer Belastungen und Traumatisierungen von Bedeutung sein kann: In einem wertschätzenden, vertrauensvollen Rahmen in der Gruppe werden diese Themen bewusstseinsfähig, verbalisierbar und veränderbar. Die im Vorfeld der Therapie bestehenden Zorn- und Schamgefühle führen dagegen eher zu Verbitterung und sozialem Rückzug.

Wenn sich eine Gruppe zusammengefunden hat, sollten, wie auch bei anderen gruppentherapeutischen Arbeiten üblich, Grundprinzipien und Regeln für die therapeutische Arbeit besprochen und vereinbart werden. Dazu gehört die Bereitschaft, den Mitpatienten und Therapeutinnen möglichst unbefangen Gedanken und Gefühle mitzuteilen. Voraussetzung für diese Offenheit ist die Zusicherung, dass alle besprochenen Inhalte vertraulich behandelt werden, die mit jedem einzelnen Teilnehmenden vereinbart werden sollte.

Im Verlauf des Programms sollten Teilnehmende die Möglichkeit haben, Einzelgespräche mit den Therapeutinnen zu erhalten, da vielfach sehr individuelle Konfliktthemen angesprochen werden, bei denen ein Einzelgespräch mögliche Schwierigkeiten und Blockaden aufdecken und lösen kann. Themen und Gesprächspartner können frei gewählt werden (auch ein spirituelles Gespräch, eine Beichte oder Ähnliches sind möglich). Der Gruppenprozess kann dadurch angeregt und vorangebracht werden.

Zu Einzelheiten der Konzipierung eines allgemeinen Gruppensettings können Lehrbücher der Gruppenpsychotherapie zurate gezogen werden (z. B. Strauß & Mattke 2012).

5.1.9 Bewältigung von Anspannung

Zu Beginn der Arbeit sollte zudem auf die Gefahr einer besonderen psychischen Belastung durch die Gesprächsthemen hingewiesen und empfehlenswerte Reaktionen der Teilnehmenden und des Teams abgesprochen werden: Der Raum darf beispielsweise vorübergehend verlassen werden, ein Teammitglied folgt dann nach und steht für ein entlastendes Gespräch zur Verfügung – sich selbst zu schützen vor Überlastung ist also möglich und auch erwünscht.

Zur Erleichterung des Umgangs mit derartigen Anspannungen können zudem eine Reihe von Techniken nützlich sein (je nach Erfahrung des therapeutischen Teams); diese sollten bereits zu Beginn der Gruppen besprochen und geübt werden. Unter anderem haben sich die folgenden im klinischen Alltag bewährt:

- Trauma Releasing Exercices (TRE); diese Übungen sind besonders geeignet zur psychophysiologischen Spannungsreduktion bei Traumafolgestörungen (Berceli 2005)
- Imaginationen und Meditationen (Reddemann 2019)
- atembezogene Entspannungsübungen (App »CoachPTBS«)
- Körpermeditation/Achtsamkeitsübungen, z. B. Achtsamkeitsspaziergang

Übung »Körpermeditation«

Zu Beginn stellen sich die Teilnehmenden unter Anleitung aufrecht hin, die Beine schulterbreit auseinander, die Arme und die Schulter hängen locker herunter. Sie werden aufgefordert, den Kontakt ihrer Füße zum Boden und den festen Stand zu spüren. Sie strecken sich dann in den Waden, in der Hüfte, der Wirbelsäule, dem Kopf und in Gedanken noch darüber hinaus. Der Kopf wird leicht gesenkt, schaut gerade oder leicht nach unten.

Die Teilnehmenden sollen dann leicht nach vorne und hinten wippen, dabei gerade stehen bleiben. Die Knie können leicht gebeugt werden. Anschließend sollen sie nach beiden Seiten, wippen, am besten in Form einer »8«: Jeder wählt den Ausschlag so, wie er sich noch sicher fühlt, kann diesen aber steigern.

Während dieser Konzentration kann gleichzeitig eine Fokussierung auf die Körpermitte erfolgen, z. B. durch die Vorstellung eines Kraft- oder Energiefeldes in der Bauchregion unterhalb des Bauchnabels.

Ergänzend kann die Harmonisierung des Atems mit einer Atemübung (Anregungen unter www.ptbs-hilfe.de) gefördert werden.

5.1.10 Wertschätzungskarten

In der Anfangsphase einer Gruppenarbeit kann die Gestaltung von Wertschätzungskarten (z. B. im Postkartenformat) angeregt und wie folgt angeleitet werden:

Jeder Teilnehmer wird gebeten, im Verlauf des Programms über jedes andere Gruppenmitglied einen aussagekräftigen Satz (nur einen!) zu notieren, und zwar darüber, was er an diesem schätzt bzw. wertvoll findet. Das Team sammelt am Schluss alle Sätze und fasst die dabei entstehenden »Kurzporträts« für jede Teilnehmerin auf jeweils einer Karte zusammen; die Karte kann z. B. im Vorfeld von den Teilnehmenden im Rahmen einer Ergotherapie angefertigt worden sein. Diese wird am Ende des Seminars (»zur Erinnerung«) ausgehändigt. Es sollte in der Gruppe besprochen werden, was eine solche Karte für jeden Einzelnen bedeutet; dabei werden regelmäßig Überraschung und Erleichterung über die vielen positiven Rückmeldungen geäußert.

5.2 Modul 1: Bedeutung von Wertorientierungen

In diesem ersten Modul werden zunächst Wertorientierungen in allgemeiner Form thematisiert. Dadurch werden die Teilnehmenden für das Thema sensibilisiert, ohne zu intensiv auf belastende Erfahrungen und Veränderungen im Zusammenhang mit dem Einsatzdienst eingehen zu müssen. Sollten diese dennoch bereits zur Sprache kommen, sollte den Teilnehmenden nahegelegt werden, ihre Thematisierung wenn möglich auf später zu verschieben, um ein zu frühes Auftreten stärkerer Emotionen zu begrenzen.

5.2.1 Was sind Wertorientierungen?

Mit den Teilnehmenden sollte zu Beginn besprochen werden, was Wertorientierungen für sie bedeuten.

Mögliche Leitfragen an die Teilnehmenden können folgende sein:

- Was sind Werte und warum sind Wertorientierungen für Menschen wichtig?
- Was ist der Unterschied zwischen Zielen und Werten? Dazu sollte gegebenenfalls der Vergleich zu einem Leuchtturm angeboten werden, der auf hoher See über weite Distanzen eine Richtung vorgeben kann: Ziele leiten sich im Alltag von Werten ab.
- Wie entstehen Wertorientierungen? (Erziehung, Erfahrungen/Belastungen im späteren Leben, weitere Ergänzungen der Teilnehmer?)

5.2.2 Wie stehen Werte mit (psychischer) Gesundheit in Verbindung?

Diese Frage sollte mit den Teilnehmenden diskutiert werden, hilfreich können dabei die folgenden Hinweise sein:

Den Grundlagen der Akzeptanz- und Commitment-Therapie folgend kann die Auseinandersetzung mit Wertorientierungen dazu beitragen, die Fokussierung belasteter bzw. traumatisierter Menschen auf negative Gedanken und Gefühle zu durchbrechen und auf Ressourcen und Lebensziele zu lenken (Näheres dazu im Kap. 2.2.3).

Um den Teilnehmern die individuelle Bedeutung von Wertorientierungen für die psychische Gesundheit näherzubringen, können die folgenden Beispiele eingebracht und diskutiert werden.

Orientierung und Halt. Werte können in Krisensituationen Orientierung und Halt vermitteln. Kommt es beispielsweise am Arbeitsplatz zu Konflikten, die mit persönlicher Entwertung einhergehen, können gut reflektierte und fundierte Werte als innerer Bezugspunkt das Selbstwertgefühl stabilisieren und Verunsicherung abmildern, da sie von Leistung und äußerer Wertschätzung unabhängig sind. Eine wirksame Herangehensweise, um eine derartige Stärkung von Werten zu erreichen, stellt die »ethische Achtsamkeit« dar:

Ethische Achtsamkeit, d.h. die bewusste Wahrnehmung, wie vorhandene persönliche Werte im täglichen Handeln zum Ausdruck kommen, kann einen positiven Selbstbezug fördern (»Dem Leben mehr

Gewicht geben …«; Basset 1999). Sie vermittelt das Gefühl, im Einklang mit sich selbst zu stehen, indem ethisch bedeutsame Entscheidungen und Handlungen, sowohl die eigenen als auch die des Umfeldes, intensiver reflektiert werden. Dadurch können die innere Kontaktaufnahme zu eigenen ethischen Fundamenten sowie Selbstwahrnehmung und Selbstwertgefühl verbessert werden. Die emotionale Präsenz wird für andere spürbarer, die zwischenmenschlichen Beziehungen werden intensiver.

Mit den Teilnehmern sollte der Umgang mit ethischer Achtsamkeit an praktischen Beispielen erarbeitet werden: Welche ethisch bedeutsamen Situationen des Alltags könnten sich für eine Beobachtung und Bewertung anbieten? Nachrichten aus den Medien, eigene Entscheidungen im Dienst oder auch privat, vermeintliche »Kleinigkeiten« des täglichen Lebens, der Umgang mit Ressourcen oder sozialen Situationen?
Dabei sollte in einem ersten Schritt nur beobachtet, nicht bewertet oder verändert werden. Zu der Beobachtung sollte z. B. gehören, welches moralische Prinzip, welcher Wert sich in einer Situation ausdrückt, welche Bedeutung dieses Prinzip für die Situation hat oder wie sich die Situation entwickelt hätte, wenn andere moralische Prinzipien angewandt würden.

Wenn über die reine Beobachtung hinaus direkt mit dem Versuch der Veränderung moralischen Verhaltens begonnen würde, bestünde aufgrund der geringen Erfahrung der Teilnehmerinnen die Gefahr einer Überforderung und Frustration. Es sollte den Teilnehmern das Vertrauen vermittelt werden, dass sich durch die geduldige und immer wieder geübte Beobachtung letztendlich Veränderungen im Verhalten von selbst einstellen.

Eine Intensivierung des Beobachtungsprozesses ist möglich, indem täglich über die Fortschritte Bilanz gezogen wird, z. B. als systematisches, chronologisches »Gedankenprotokoll« des Tages abends kurz vor dem Einschlafen (»In welchen Situationen konnte ich meine Werte besonders gut zur Geltung bringen?«).

Weitere Übungen und Anregungen zur Achtsamkeit können beispielsweise der ACT-Therapie entnommen werden (s. Kap. 2.2.3).

Beispiel zur ethischen Achtsamkeit

Der Leiter eines Polizeiabschnitts ist bei seinen Mitarbeitern beliebt, da er immer »ein offenes Ohr« für ihre Probleme hat und auch als einfühlsamer Gesprächspartner gilt. Er selbst erlebt sich in dieser Rolle jedoch ambivalent, hat häufiger den Eindruck, er müsse strenger auftreten, um als Führungspersönlichkeit ernstgenommen zu werden. Im Gespräch wird mit ihm seine soziale Kompetenz als wichtige Ressource erarbeitet (die auch Grundlage der Achtung seitens seiner Mitarbeiter sein kann). Er kann sie dadurch positiver annehmen und beschließt, derartige Gesprächssituationen häufiger und bewusster für sich zu nutzen und als besondere Stärke zu »genießen«.

Zur Vertiefung des Achtsamkeitstrainings können Imaginationsübungen nützlich sein, in denen früher erlebte Situationen mit einem positiven Wertebezug gedanklich reaktiviert und »geübt« werden. Ein Beispiel ist die »Werteaffirmation« aus der Strategisch-Behavioralen Therapie nach Hauke 2012:

Übung »Imaginative Werteaffirmation«

Ein Teilnehmer wird gebeten, eine Situation zu schildern, in der einer der für ihn wichtigen (dienstlichen oder privaten) Werte besonders stark zur Geltung kam. Diese Situation soll er sich dann so detailliert wie möglich vorstellen: Welche Bilder kommen hoch, was hört er, welche Gedanken, Gefühle, Körperwahrnehmungen hat er, tritt dabei ein Gefühl von Selbstsicherheit und Ruhe auf?

Im Anschluss wird den Teilnehmenden vorgeschlagen, diese Imaginationsübung täglich durchzuführen. Nützlich kann dabei die Kombination der wertebezogenen Erinnerung mit einer symbolischen Geste sein, die für das positive Erleben steht (z. B. eine

Handhaltung). Dadurch werden Gedankenabläufe darauf trainiert, in Kopplung mit der Geste eine schnelle und wirksame, quasi reflexhafte Verbindung zu wichtigen persönlichen Eigenschaften und einem positiven Selbstbezug herzustellen. Insbesondere bei häufigem selbstkritischem Grübeln kann dies als Distanzierungsstrategie hilfreich sein (Hauke 2012).

Achtsames Naturerleben kann eine weitere für die psychische Gesundheit förderliche Ressource darstellen. Welche Werte drücken sich darin aus? Antwort: Zum Beispiel Verbundenheit mit der Natur, Demut und Respekt gegenüber größeren Zusammenhängen (z.B. der Schöpfung).

Übung »Achtsamkeitsbasierte Meditation/Naturerfahrung«

Im Vorgespräch sprechen die Teilnehmenden über die Fragen:

- Was bedeutet Naturerleben für die Teilnehmer?
- Gab es schon einmal wichtige Erlebnisse in der Natur?
- Was haben diese Naturerlebnisse innerlich ausgelöst?
- War ein Gefühl von Ehrfurcht, Kleinheit des eigenen Selbst spürbar? Welche Auswirkungen kann eine solche Ehrfurcht haben?

Ehrfurcht kann nach wissenschaftlichen Studien mit einer Verbesserung der sozialen Vernetzung und sozialen Verhaltens, der inneren Verbundenheit mit anderen Menschen einhergehen, das allgemeine Stresserleben kann abnehmen, Stimmung und Konzentration, emotionale Ausgeglichenheit etc. verbessern sich (Spitzer 2015).

Die Übung findet z. B. an einem See, in der Nähe eines alten Baumes statt. Die Teilnehmenden sollten einen Halbkreis mit Blick auf den See und den Baum bilden (eine szenische Anpassung an die örtlichen Gegebenheiten ist möglich).

Durchführung der Übung

Zunächst wird die körperbezogene Achtsamkeit durch eine Übung verbessert, z. B. kann ein Bodyscan durchgeführt werden. Hierbei werden die wesentlichen Körperregionen nacheinander kurz aufmerksam gedanklich wahrgenommen.

Im Anschluss richten alle die Aufmerksamkeit auf den See. Sie schweifen in Gedanken über das Wasser und erfahren die Oberfläche, tauchen in die Tiefe, schweben dort und stellen sich die ruhige, friedvolle Unterwasserwelt vor.

Danach betrachten sie einen alten Baum. Sie stellen sich vor, mit beiden Händen die dicke feste Rinde zu berühren, die Wurzeln tief in die Erde zu verfolgen und sich aus dem feuchten, nährstoffreichen Erdreich alles zu nehmen, was sie benötigen; sie stellen sich vor, wie sich die Äste in der Luft verzweigen, sich im Wind hin- und herwiegen und spüren die Wärme und die Kraft des Sonnenlichtes.

Abschließend richten die Teilnehmenden ihre Aufmerksamkeit auf den Baum und den See gleichzeitig: »Beide waren lange vor uns da und werden lange nach uns weiter bestehen« (im Idealfall entsteht dabei ein Gefühl der Ehrfurcht und Verbundenheit mit der Natur).

Nachbesprechung

Der Nachbesprechung dienen folgende Fragen (nach Reddemann 2019):

- Gab es emotionale, gedankliche oder körperliche Reaktionen?
- Waren Ehrfurcht und Relativierung des Selbst spürbar?
- Inwiefern kann naturbezogene Achtsamkeit als Wert nutzbar gemacht werden? Welche Vorteile haben naturbezogene Werte? (Sie sind z. B. vom Verhalten anderer Menschen unabhängig!)
- Wie kann diese Übung in einen Tagesablauf integriert werden?

Exkurs zur Definition von Achtsamkeit

Nach Grossman und Reddemann (2016) bezeichnet Achtsamkeit unter Bezugnahme auf die buddhistische Psychologie »die Übung einer vorurteilsfreien, offenen, gleichmütigen Haltung gegenüber unseren wahrnehmbaren Erlebnissen, während diese Erlebnisse sich von Moment zu Moment entfalten. Diese Beobachtungen beinhalten Empfindungen, Wahrnehmungen, Gedanken, einschließlich Erinnerungen, Gefühle, Imaginationen, sowie jeden anderen mentalen Inhalt, der uns in diesem Moment bewusst wird« (S. 223).

In den letzten Jahren wurden zahlreiche Techniken zur Achtsamkeit entwickelt und erprobt (s. z. B. »Das Achtsamkeits-Übungsbuch« von Halko Weiss, 2012). Der Schwerpunkt liegt darin, die Aufmerksamkeit auf das Hier und Jetzt zu lenken, die Gedanken auf gegenwärtige Wahrnehmungen zu fokussieren.

Um das Verständnis der Wertethematik zu vertiefen, sollten gegebenenfalls die folgenden speziellen Fragen mit den Teilnehmenden diskutiert werden:

- Welche Folgen kann es haben, wenn Wertorientierungen bei einem Individuum schwach ausgeprägt sind bzw. im täglichen Handeln nicht ausreichend zur Geltung kommen?
  - Ein Gefühl der Unsicherheit und Orientierungslosigkeit kann das innere Erleben belasten.
  - Die Person kann als Kompensationsversuch beginnen, andere Menschen im eigenen Umfeld zu entwerten, um sich selbst aufzuwerten.
- Welche Folgen können rigide, kompromisslose Werte haben?
  - Rigide Wertesysteme können im Denken, Fühlen und Handeln zu einer Einengung führen und die Handlungsfreiheit einschränken. Fühlen sich beispielsweise Einsatzkräfte ihrem Dienst an der Gemeinschaft zu sehr verpflichtet, kann mit dieser Haltung eine ausgeprägte Angst vor Fehlern einhergehen, die wiederum einen Drang nach Absicherung und eine verminderte Frustrationstoleranz nach sich ziehen kann.
  - Zusätzlich kann eine Neigung zu Konflikten entstehen, da mit einer Überhöhung eigener Werte auch eine überkritische Hal-

tung zu andersartigen Einstellungen einhergehen kann. In der längerfristigen Konsequenz können solche Konflikte zu Verbitterung und sozialer Isolation führen.

5.3 Modul 2: Individuelle Wertorientierungen und Wandlungsprozesse

Nach der allgemeinen Thematisierung von Wertorientierungen wird die individuelle Ebene betrachtet: Welche Wertorientierungen sind für die einzelnen Teilnehmerinnen von Bedeutung, wie haben sich diese im Verlauf der eigenen Persönlichkeitsentwicklung gewandelt, insbesondere im Zusammenhang mit der Tätigkeit im Einsatzgeschehen?

5.3.1 Welche Wertorientierungen sind für die Teilnehmenden von besonderer Bedeutung?

Bei der Frage, welche Wertorientierungen für die Personen besonders wichtig sind, werden folgende Lebensbereiche angesprochen:

- Privatleben/Familie/Freundeskreis
- Beruf / Dienst allgemein
- Beruf / Dienst im Einsatzgeschehen / Auslandseinsatz

Es wird gefragt, welche Werte in diesen Bereichen besonders stark zur Geltung kommen und die Person maßgeblich prägen.

Hintergrundinformation: Benevolenz und Universalismus

Bei Einsatzkräften sind beispielsweise die Werte Benevolenz und Universalismus häufig besonders stark ausgeprägt, wie Studien an Bundeswehrsoldaten zeigten (Zimmermann et al. 2014). Diese sind gekennzeichnet durch eine besondere Orientierung am Wohlbefinden anderer Menschen im engeren (z. B. Familie) oder weiteren (Gemeinschaft, Gesellschaft) sozialen Umfeld. Helfende Berufszweige stellen für derartig geprägte Menschen ein attraktives Aufgabenfeld dar, weil es gut mit ihrem Ich-Ideal vereinbar ist. Zudem finden auch im Rahmen der Tätigkeit Prägungsprozesse statt, die bestimmte gemeinschaftsförderliche, altruistische Werte stärken, z.B. durch die Ausbildung zur Kameradschaft in der Polizei oder Bundeswehr.

Vorteile von Benevolenz und Universalismus. Benevolenz und Universalismus können im privaten und dienstlichen Alltag mit Vor- und Nachteilen einhergehen, die mit den Teilnehmenden diskutiert werden sollten. Dabei können zum Beispiel die folgenden Aspekte zur Sprache kommen:

- Ein starkes Interesse am Wohlergehen anderer geht mit Hilfsbereitschaft, Fürsorglichkeit, gesellschaftlichem Engagement etc. einher. Davon profitieren diese Lebensbereiche; sozialer Zusammenhalt entsteht.
- Altruistische Menschen haben auch selbst einen Nutzen von ihrem Verhalten, denn sie erhalten von anderen Anerkennung und Wertschätzung.
- Die Bedeutung von Universalismus für eine soziale Gemeinschaft kann anhand der folgenden Geschichte verdeutlicht werden:

> Ein König aus einem sagenhaften Land herrscht über Untertanen, die ihren Lebensunterhalt mit dem Anbau von Wein verdienen. Es geht ihnen so gut, dass keine Steuern erhoben werden müssen. Eines Tages hat der König jedoch den Wunsch, von den Früchten seines Landes auch selbst einmal zu profitieren. So legt er fest, dass sich an einem bestimmten Tag alle Weinbauern des Landes auf dem zentralen Marktplatz zu versammeln haben. Jeder hat ein kleines Fass Wein mitzubringen, das von seinem Weingut stammt. An dem betreffenden Tag lässt er auf der Mitte des Marktplatzes ein großes Fass aufstellen, das über eine Leiter bestiegen werden kann. Jeder Bürger hat nun die Leiter hinaufzuklettern und sein Fass in das große Fass zu entleeren. Am Ende ist dieses bis zum Rand gefüllt. Der König, voller Freude über den zu erwartenden

Genuss, steigt nun selbst die Leiter hinauf mit einem Becher in der Hand und kostet. Dabei erlebte eine große Überraschung …
(Erzählt nach Bucay 2015)

Nun geht die Frage an die Teilnehmer: Was ist in dem Fass? Nach einiger Spekulation wird die Lösung bekannt gegeben: In dem Fass ist reines Wasser. Daran schließt sich die Frage an: Warum ist das so? Die Antwort sollte lauten: Weil jeder Bürger materiell bezogen gedacht hat: »Ich kann ja mein Fass mit Wasser füllen, das fällt bei dem vielen Wein überhaupt nicht auf.«

Die Anschlussfrage lautet dann: Was wäre in dem Fass gewesen, wenn alle Weinbauern nicht materiell, sondern wertebezogen gedacht hätten? Dann hätten sie, weil sie es als richtig empfunden hätten, ehrlich gehandelt und Wein eingefüllt und damit den Wertebezug dem materiellen Vorteil vorgezogen.

Nachteile von Benevolenz und Universalismus. Ist eine benevolente Werthaltung dagegen zu stark ausgeprägt, kann sie mit Nachteilen, auch mit gesundheitlicher Dimension, verbunden sein.

- Sie kann z. B. dazu beitragen, eigene Interessen und Ressourcen zum Wohle anderer zu sehr zu vernachlässigen und im Arbeitsprozess zu viel Kraft zu verlieren – unter Umständen kann ein Burn-out-Syndrom entstehen.
- Kommt ein benevolent/universalistisch orientierter Mitarbeiter mit dem Leid anderer Menschen in Berührung (wie es im Einsatzdienst häufig der Fall ist), kann seine Einfühlsamkeit dazu führen, dass er verstärkt selbst unter seinen Beobachtungen leidet und Gefühle von Hilflosigkeit und Trauer entwickelt, gegebenenfalls auch Schuldgefühle (s. Modul 4).

Stärker materiell orientierte und weniger mitfühlende Menschen (z. B. Hedonisten) können dementsprechend vor solchen Belastungen geschützt sein. Zur Bestätigung dieser Zusammenhänge gibt es erste wissenschaftliche Hinweise (z. B. Zimmermann et al. 2014, 2017).

5.3.2 Wandel von individuellen Wertorientierungen

Bislang ist wissenschaftlich nicht eindeutig geklärt, ob Wertorientierungen eine zeitstabile Persönlichkeitseigenschaft darstellen oder ob ein Wandel durch äußere Lebensumstände und Belastungen möglich ist. Mit den Teilnehmenden sollte anhand eigener Beispiele diskutiert werden, inwieweit Werte durch Erziehungserfahrungen, durch Vorbilder oder berufliche Sozialisation etc. geprägt und verändert werden können.

Als besonderer Einflussfaktor für einen Wertewandel sollte im Anschluss das Erleben von (traumatischen) Extremsituationen Thema werden, z. B. mit folgenden Worten:

Wertewandel durch Extremereignisse

Das Erleben von traumatischen Grenzsituationen, z. B. im Auslandseinsatz, kann verstärkte gedankliche Reflexionsprozesse über eigene Wertorientierungen und deren Wandel auslösen.

Den Teilnehmenden wird zunächst vermittelt, wie Trauma definiert ist, nämlich als ein Ereignis von außergewöhnlicher Bedrohung oder katastrophalem Ausmaß, das bei fast jedem eine tiefe Verzweiflung hervorrufen würde. Davon werden belastende Ereignisse abgegrenzt, die die Unversehrtheit des sozialen Netzes, das weitere Umfeld sozialer Unterstützung oder soziale Werte betrifft; diese haben in der Regel keine posttraumatische Belastungsstörung, sondern eher eine Anpassungsstörung zur Folge.

Danach wird eine Diskussion anhand folgender Frage angeregt: »Welche individuellen Wertorientierungen haben sich bei Ihnen durch solche Ereignisse im Einsatzdienst im Inland oder Auslandseinsatz gewandelt und warum?«

Mögliche Leitfragen sind:

- Welche Arten von einsatzbezogenen Erfahrungen berühren Wertesysteme? Beispiele: intensiver Kontakt zu fremden Kulturen oder andersartigen Lebensumständen und Milieus, Auseinandersetzung mit Verwundung und Tod.

- In welchen dienstlichen und privaten Lebensbereichen ist es dadurch zu veränderten Werten, Zielen und Verhaltensweisen gekommen? (Bei dieser Thematik besteht die Gefahr, dass einzelne dienst- und einsatzbezogene Ereignisse mit traumawertigem Charakter intensiv berichtet werden. Dies kann, je nach therapeutischem Fortschritt der Patienten, zu ausgeprägten Triggerungen führen. In dem Fall sollte dies mitgeteilt und vorgeschlagen werden, dass das Ereignis zu einem späteren Zeitpunkt der Behandlung, z. B. im Zusammenhang mit der Bearbeitung moralischer Verletzungen) zur Sprache kommen kann.

Zur Vertiefung des Diskussionsprozesses können die folgenden Beispiele für einen einsatzbezogenen Wertewandel angeboten werden:

- Die Wertschätzung nicht materieller Werte erhöht sich nach Extremerfahrungen zuungunsten materieller oder leistungsbezogener Güter und Werte, der Stellenwert von Lebensinhalten wie Zuverlässigkeit, Güte, Integrität, Freundschaft, Familie steigt. Anlass können existenzielle Überlegungen bieten, z. B. über die Endlichkeit des Lebens oder über die Wichtigkeit von Besitz angesichts von Not und Leid. Ein Teil der Betroffenen erlebt diesen Wandel mit Stolz, als persönliche Reifung; diese Personen sind motiviert, ihre Erfahrungen an ihre Umgebung, z. B. auch an jüngere Kollegen, weiterzugeben. Andere wiederum fühlen sich von ihrer Umgebung unverstanden, wie »Fremde im eigenen Land«, und sind sozial isoliert.
- Diese kritische Auseinandersetzung kann Konflikte mit Hierarchien und Autoritäten auslösen, vor allem im beruflichen Umfeld. Beispielsweise erleben Einsatzkräfte im Einsatzgeschehen, wie etwa einem Auslandseinsatz, flache, effektive Hierarchien mit schnellen, sichtbaren Arbeitsergebnissen und nehmen im Kontrast dazu die Strukturen im Routinedienst (im Inland) als besonders bürokratisch und einengend wahr. Dies kann sich dann in einer überkritischen Unzufriedenheit ausdrücken – bis hin zu einer infrage gestellten beruflichen Identität und einer »inneren Emigration«.

- Vergleichbare Reaktionen können aber auch gegenteilig entstehen: wenn es im Rahmen des Einsatzgeschehens, z. B. in einem Auslandseinsatz, zu einer inneren Überhöhung bestimmter heimischer Werte gekommen ist, um sich selbst psychischen Halt zu geben. Beispielsweise könnten Werte wie Ordentlichkeit, Sauberkeit, Pünktlichkeit genutzt werden, um sich von den oft ungeordneten, chaotischen Bedingungen in einem Einsatzland abzugrenzen (»Wir ordentlichen Europäer«). Eine derartige Idealisierung kann dann aber nach der Rückkehr zu einer Enttäuschung führen, wenn sie der Realität im Heimatland nicht standhält (Lawrence 2010).
- Berücksichtigt werden sollten auch die weiteren psychischen, sozialen und/oder körperlichen Folgen der Veränderungen: Gehen mit der erwähnten sozialen Isolation dann Ängste, Verbitterung, Depression oder Suchtverhalten einher? Ist es zu Problemen mit Angehörigen gekommen, zu Trennung oder Scheidung? (Siehe hierzu auch Modul 4.)
- Welche Werte sind demgegenüber stabil geblieben? Können diese stabilen Werte nutzbar gemacht werden, um persönliche Verunsicherungen nach dem Einsatz abzumildern?

Beispiel

Ein Feuerwehrbeamter, der nach verschiedenen kritischen Einsätzen an seiner Professionalität zweifelt, stabilisiert sich über seine Rolle als Jugendtrainer in seinem privaten Leben im Fußballverein und die dabei erlebten Werte Benevolenz und Konformität.

5.3.3 Umgang mit dem Wandel von Werten

Abgeleitet aus der Diskussion über positive und negative Aspekte des Wandels von Wertorientierungen sollte zunächst eine zusammenfassende Gesamtbilanz über die Bewertung der Veränderungen gezogen werden.

Als Einstieg kann es hilfreich sein, den Teilnehmenden ein Gedankenspiel anzubieten. Dieses könnte z. B. wie folgt formuliert werden: »Angenommen, ein wohlmeinendes Fabelwesen, z. B. ein Zauberer, eine gute Fee, würde Ihnen einen Handel anbieten: Die negativen Folgen der belastenden Erlebnisse werden vollständig rückgängig gemacht. Dafür müssten Sie aber auch komplett auf den positiven Wandel Ihrer Persönlichkeit verzichten, z. B. auch auf das reifere Verhältnis zu Ihrer Frau und Ihren Kindern. Würden Sie diesen Handel eingehen?« Meist wird dies verneint.
In einigen Fällen suchen die Teilnehmenden einen Ausweg, indem sie das Negative zwar loswerden, gleichzeitig aber zumindest einen Teil des Wachstums bewahren wollen. Die Therapeutin kann diese Option spielerisch verneinen, damit verdeutlicht sie, wie eng und damit ganzheitlich positive und negative Folgen von Extremereignissen miteinander gekoppelt sind.

Die Bilanzierung und Bewertung von einsatzbezogenen Werteveränderungen sollte dann unter Verwendung der folgenden Leitfrage mit den Teilnehmenden weiterentwickelt werden:

- Welche einsatzbezogenen Veränderungen Ihrer Wertorientierungen sind Ihnen so wichtig, dass sie auch in Ihrem zukünftigen Leben Bestand haben sollen, und warum?
- Wenn Sie einmal 10 Jahre vorausschauen: Wie könnte eine charakteristische Situation aussehen, in der Ihre neuen Werte besonders gut zum Ausdruck kommen? Beschreiben Sie die Situation genau, was nehmen Sie wahr, was fühlen Sie, welche Gedanken tauchen auf?

Ob und wie die Teilnehmenden über ihre Einsatzerfahrungen im sozialen Umfeld sprechen, kann bereits zu diesem Zeitpunkt, wie auch erneut am Ende des Programms besprochen werden. (Bei einer eher funktional orientierten Klientel, wie z. B. bei Einsatzkräften, kann es hilfreich sein, diese Frage in ein soziales Kompetenztraining einzubetten, das über einige Sitzungen an diese Module angegliedert wird, z. B. das Gruppentraining sozialer Kompetenzen nach Hinsch & Pfingsten, 2015). Die folgende Leitfrage kann dabei hilfreich sein:

Wie können die wertebezogenen Erfahrungen und Veränderungen gegenüber dem privaten und beruflichen Umfeld kommuniziert werden, welche Schwierigkeiten können auftreten?

Im Idealfall kann eine wohlwollende, akzeptierende Haltung des sozialen Umfeldes gegenüber den Belasteten und ihren Veränderungsprozessen entstehen. Besteht sogar eine Berechtigung, diese Akzeptanz aktiv einzufordern? (Hinweis: Im Bedarfsfall sollte auf die negativen Auswirkungen von Suchtmitteln auf die konstruktive Auseinandersetzung mit Werteveränderungen hingewiesen werden. Ein erhöhter Suchtmittelkonsum kann mit einer Verflachung der gedanklichen Differenzierung und der dazugehörigen Emotionen einhergehen.)

5.4 Modul 3: Moralische Verletzungen durch das Verhalten anderer

5.4.1 Vermittlung allgemeiner Informationen zu moralischen Verletzungen

Einleitungsfrage und Definition von moralischer Verletzung

Während die Auseinandersetzung mit Wertorientierungen eher noch als Anpassungsreaktion im Rahmen individueller Verarbeitungsprozesse nach dienstlichen oder einsatzbedingten Erfahrungen einzuordnen ist, können die psychosozialen Folgen moralischer Verletzungen bereits krankheitswertig sein.

Den Teilnehmenden sollte einleitend folgende Frage gestellt werden: »Kann das Moralempfinden eines Menschen auch verletzt werden?«

Des Weiteren sollte Ihnen die Definition moralischer Verletzungen nach Litz et al. (2009) mitgeteilt werden:

Definition von moralischer Verletzung

»Als moralische Verletzungen werden Erfahrungen verstanden, bei denen tief verwurzelte moralische Überzeugungen und Erwartungen erschüttert werden, indem an inhumanen, gewaltsamen oder grausamen Handlungen teilgenommen wird oder diese nicht verhindert werden können. Auch Zeuge zu sein oder indirekt davon zu erfahren, kann als Auslöser bereits ausreichen.« (Litz et al. 2009, S. 695)

Um den Teilnehmenden die typischen Merkmale moralischer Verletzungen näherzubringen, sollten sie von der moralischen Herausforderung und dem moralischen Stressor abgegrenzt werden.

Moralische Herausforderungen sind im Alltagsleben häufig. Menschen werden immer wieder mit Ereignissen konfrontiert, die eine moralische Relevanz für sie selbst haben, die somit entsprechende Bewertungen und Handlungen erfordern. Bei mangelndem Erfolg dieser Handlungen kann es zu einer moralischen Frustration kommen. Ein Beispiel ist die Sorge um Umweltschutz und Ressourcenverbrauch.

Ein *moralischer Stressor* tritt dann ein, wenn durch das Verhalten anderer Personen moralische Grenzen überschritten werden. Es entsteht moralischer Stress mit begleitenden moralischen Gefühlen, die für die Betroffenen ein Indikator für die Bedeutung des Geschehens sind. Im Gegensatz zur moralischen Verletzung ist bei dem moralischen Stress die Erschütterung weniger tief, sodass sie nicht so sehr als Eingriff in die eigenen inneren Strukturen empfunden wird und die Handlungsfähigkeit in der Regel erhalten bleibt. Ein Beispiel wäre etwa unzuverlässiges Verhalten nahestehender Bezugspersonen, das in Alltagssituationen zu Konflikten führt.

Varianten moralischer Verletzungen

Nach Besprechung der Definition einer moralischen Verletzung sollten, um das Verständnis zu vertiefen, mit den Teilnehmenden typische einsatzdienstbezogene Konstellationen moralischer Verletzungen erarbeitet werden:

»Welche Formen moralischer Verletzungen können im Einsatzdienst vorkommen?«

- moralische Verletzung durch Beobachtung/Erleben des Fehlverhaltens anderer
- moralische Verletzung durch eigenes Fehlverhalten
- moralische Verletzungen bei Einsatzkräften im unmittelbaren Einsatzkontext: Verletzung moralischer Normen durch einsatzbezogene Ereignisse, z. B. durch das Verhalten von Vorgesetzten, Kollegen/Kameraden, durch Beobachtungen des Verhaltens der Zivilbevölkerung eines Einsatzlandes
- moralische Verletzungen außerhalb des eigentlichen Einsatzgeschehens: z. B. zu geringe Anerkennung oder Desinteresse für das Geleistete im Kollegen- oder Kameradenkreis oder im privaten Umfeld, aber auch in der Gesellschaft (einschließlich versorgungsrechtlicher Anerkennungen)

Charakterisierung moralischer Verletzungen durch das Verhalten anderer

Die Annäherung an die Thematik moralischer Konflikte sollte sich zunächst an den moralischen Verletzungen, die durch das Verhalten anderer entstehen, orientieren, da diese für Einsatzkräfte nach klinischer Erfahrung leichter zu besprechen sind als moralische Verletzungen aufgrund des eigenen Fehlverhaltens. Diese Konfliktform erschüttert zwar das Vertrauen in moralische Autoritäten und Strukturen, stellt aber weniger die Integrität des eigenen Selbst infrage (Litz & Kerig 2019).

Der Einstieg sollte anhand von einigen anschaulichen Beispielen erfolgen. Diese können von den Teilnehmenden eingebracht oder auch von den Therapeutinnen vorgeschlagen werden, z. B. aus der folgenden Auswahl:

- Ein Rettungsassistent wird zu einem Kinder-Notfall gerufen. In einer verwahrlosten Wohnung trifft er ein 8-jähriges Mädchen an, dessen Verletzungsmuster deutlich auf körperliche Misshandlungen hinweisen. Von beiden anwesenden Eltern, die angetrunken sind, wird dies vehement abgestritten.

- Eine Polizeibeamtin wird im Rahmen eines Einsatzes gegen Gewalttäter Zeugin, wie in ihrer unmittelbaren Nähe ein ihr gut bekannter Kollege durch mehrere Fausthiebe schwer verletzt wird. Der Täter entkommt in eine Menschenmenge.
- Ein ehrenamtlicher Mitarbeiter des Technischen Hilfswerks (THW) versucht, bei einer Hochwasserlage mit seinem Einsatzfahrzeug zur Einsatzstelle zu gelangen. Umstehende Anwohner blockieren jedoch den Zufahrtsweg, um Fotoaufnahmen zu machen. Als er diese auffordert, die Straße frei zu machen, wird er beschimpft und verbal bedroht.
- Eine afghanische Frau verstirbt trotz Behandlung in einem Feldlazarett der Bundeswehr – ein Sanitäter kommentiert dies laut hörbar mit den Worten: »Ist doch nur eine Afghanin!«
- Eine Patrouille der Bundeswehr in Afghanistan kommt an einer Unfallstelle mit schwer verletzten afghanischen Soldaten vorbei, darf aber wegen der Sicherheitslage nicht helfen.
- Nach der Rückkehr aus dem Einsatz hat eine Soldatin das Bedürfnis nach einer Anerkennung ihrer Leistungen unter schwierigen Bedingungen durch ihre Vorgesetzten und/oder Kameraden. Es besteht jedoch in der Stammeinheit kein Interesse an ihren Berichten, stattdessen kommt es sogar zu abwertenden Äußerungen (»Wie wars im Urlaub?«).

Hinweis

Wenn die Teilnehmenden eigene Beispiele vorbringen, sollte vorher abgesprochen worden sein, dass eine zu intensive Schilderung des Erlebten zu einer Triggerung posttraumatischer Symptome bei sich selbst und den anderen Teilnehmenden führen kann. Das Risiko ist auch davon abhängig, inwieweit die Teilnehmenden bereits Vorerfahrungen in einer traumabezogenen Stabilisierung gesammelt haben und dadurch über Kompetenzen in der Symptomregulation verfügen.

Sollte trotz vorheriger Absprache eine Triggerung eintreten, sollte der Therapeut dies möglichst frühzeitig ansprechen. Die Besprechung des Beispiels sollte unterbrochen oder verschoben und bei

Bedarf gemeinsam mit allen Teilnehmenden eine Stabilisierungsübung durchgeführt werden (z. B. der »sichere Ort«, Anregungen unter www.ptbs-hilfe.de). Im Anschluss sollte mit einer anderen Szene fortgefahren werden.

Nachdem die Beispiele gesammelt worden sind, sollten sie gemeinsam diskutiert werden. Dazu können die folgenden Leitfragen dienen:

- Warum hat die Täterin ihre Handlungen ausgeführt? (Der Therapeut kann und sollte auch wertend Position beziehen, um für die Teilnehmenden authentisch zu sein: »Das war ein furchtbares Vergehen«, gegebenenfalls sollte er aber auch relativieren: »War die Täterin vielleicht selbst überfordert?«).
- Welche Folgen hatte das beobachtete Verhalten für die Teilnehmenden, die Betroffenen selbst und für andere?
- Welche persönlichen Wertbildungen der Teilnehmenden stehen mit den Verhaltensweisen im Widerspruch? Wie wurde ihr moralisches Empfinden verletzt?
- Macht es einen Unterschied in der Bewertung, ob das moralisch zweifelhafte Verhalten durch systemfremde Personen, z. B. innerhalb der lokalen Bevölkerung, oder durch Personen des eigenen Systems, z. B. Vorgesetzte oder Kameraden, gezeigt wurde?
- Welche bewertenden Gedanken, Gefühle oder Symptome könnten sich in der Folgezeit entwickelt haben?

5.4.2 Besprechung der psychischen Folgen der moralischen Verletzung

Im Anschluss an die Erarbeitung der moralischen Dimension der Beispiele sollten die dadurch hervorgerufenen Gedanken und Gefühle besprochen werden.

»Welche bewertenden Gedanken, Gefühle oder Symptome haben sich nach dem Ereignis/dem Beispiel bei ihnen entwickelt?«

Häufig werden die folgenden Reaktionen benannt:

- Enttäuschung oder Verbitterung über das Verhalten der Bevölkerung / der Kameraden / Vorgesetzten, über »das System« (die Bundeswehr, Polizei, ...).
- Begleitend zur Enttäuschung meist auch Zorn (der Begriff »Zorn« wird an dieser Stelle und auch im weiteren Textverlauf verwendet, weil er im Gegensatz zu den allgemeineren Begriffen »Ärger« oder »Wut« mehr den direkten Bezug zu einem als falsch oder ungerecht empfundenen Verhalten herstellt).
- Hilflosigkeitsempfinden darüber, nicht in das Geschehen eingegriffen zu haben (hier gibt es eine Überschneidung mit moralischen Verletzungen durch eigenes Verhalten, s. Modul 4); als Folge können sich Schuldgefühle darüber entwickeln, die erlebten Geschehnisse nicht verhindert zu haben.
- Schulderleben, verbunden mit einem Grübeln über Handlungsalternativen (»Ich hätte etwas tun/das Unglück verhindern können«), ist unter Umständen eine erträglichere Alternative für das Selbstwertgefühl als das Gefühl der reinen Hilflosigkeit und Ohnmacht gegenüber den destruktiven Geschehnissen.

Das Erleben von Hilflosigkeit angesichts des Destruktiven, Sinnlosen kann sich aber auch generalisieren und das Empfinden von Sinn umfassend infrage stellen, ein Gefühl von »Un-Sinn« in der persönlichen Wahrnehmung des Lebens hervorrufen. Wenn die Person den Un-Sinn verinnerlicht, kann das dazu führen, dass sich ihre moralischen Maßstäbe daran anpassen und sie sich selbst un-sinnig, moralisch fragwürdig verhält. Auf dieser Basis ist es beispielsweise erklärbar, warum Soldaten nach längeren Aufenthalten in Kriegsgebieten unter Umständen auch selbst moralisch verletzende Handlungen begehen. Sie können dadurch wiederum Schuldgefühle und Zweifel an ihrer Identität als Helfer, Soldat etc. entwickeln.

Es ist aber auch eine entgegengesetzte Reaktion möglich, die eher kompensatorischen Charakter trägt: Die Person zeigt konstruktives Handeln und gleicht damit buchstäblich das Sinnlose aus. So kann es z. B. zu einer Zunahme von Ehrgeiz und Engagement im Beruf kommen. Wenn dabei übertrieben wird, kann allerdings eine Zuspitzung von Anforderungen an sich selbst und Unzufriedenheit mit eigenen Leistungen eintreten, die sich als Perfektionismus oder verminderte Toleranz gegenüber vermeintlichem Fehlverhalten anderer äußern kann.

Um die eigenen Reaktionsmuster besser verstehen zu können, kann die Frage hilfreich sein, ob es Konstellationen im früheren Lebensverlauf gab, die die Bewertungen der aktuellen Ereignisse beeinflussen könnten (Beispiel: Eigene Gewalterlebnisse in der Kindheit können verstärkte Schuldgefühle bei aktuellen Ereignissen hervorrufen, etwa wenn die Betroffenen selbst Zeuge von Gewalt werden und nicht helfen können). Dabei sollte allerdings betont werden, dass die biografischen Vorbelastungen in der Regel nicht der Grund sind, warum jemand im Einsatzdienst eine starke innere Reaktion zeigt (dafür sind die Ereignisse selbst völlig ausreichend), sondern allenfalls Art und Stärke der Reaktion beeinflussen. Es könnte sonst bei den Betroffenen die Befürchtung entstehen, die Bedeutung der aktuellen Ereignisse solle angesichts der Biografie »kleingeredet« werden.

Wenn diese Mechanismen nicht adäquat behandelt werden, kann es zu einer Chronifizierung und zu Folgeerkrankungen kommen, die in ihrer Ausgestaltung unter Umständen zunächst nicht mit dem ursprünglichen Auslöser in Verbindung zu stehen scheinen. So kann beispielsweise die Beobachtung von ethnischen Gewalttaten in einem Auslandseinsatz nach Rückkehr mit einer Agoraphobie, d.h. einer Angst vor unsicheren Räumen (griech. agora, der Marktplatz) einhergehen (s. Kap. 1).

Weitere mögliche Folgen sind:

- Erschöpfung/Burn-out
- körperliche Symptome (wie z.B. ein chronisches Schmerzsyndrom)
- Suchtverhalten

Für derartige Veränderungen sollten die Teilnehmenden sensibilisiert werden, damit diese bei Bedarf entsprechend reagieren können.

5.4.3 Therapeutische Hinweise zum Umgang mit Zorn

Vorbemerkung: Bei Interventionen zur Bewältigung von Zorn, Schuld und Scham sollten sich Therapeuten an den Vorerfahrungen, dem persönlichkeitsstrukturellen Niveau und dem soziokulturellen Hintergrund der Klienten orientieren, um eine Überforderung zu vermeiden. So kann z. B. eine Thematik wie Vergebung bei atheistischen Patienten zu Irritationen führen und sollte betont wertungsneutral präsentiert werden.

Zorn kann wie beschrieben psychodynamisch eine Mittlerrolle zwischen einsatzbezogenen Ereignissen mit einem moralischen Verletzungspotenzial durch andere und psychischen Symptomen wie Angst oder körperlichen Reaktionen einnehmen. Daher sollten über eine therapeutische Sensibilisierung hinaus Hinweise gegeben werden, wie dem Zorn begegnet und eine Chronifizierung verhindert oder gebessert werden kann. (Der Umgang mit Schuldgefühlen wird im folgenden Modul genauer thematisiert.)

Zunächst sollten sich die Teilnehmenden auf eine der oben genannten moralischen Verletzungen konzentrieren. Dazu sollten dann die folgenden Hinweise gegeben bzw. Fragen gestellt werden:

- Beschreiben Sie Gedanken, Gefühle und Fantasien, die der Zorn auslöst! (Zum Beispiel Verbitterung, Frustration, Rache-/Gewaltfantasien …; z. B. der Gedanke »Ich könnte ihn umbringen!« oder eine andere Gewaltfantasie.)
- Beschreiben Sie körperliche Empfindungen, die der Zorn auslöst!
- Machen Sie sich diese negativen Veränderungen bewusst, machen Sie sich auch bewusst, wie positive Gedanken und Gefühle dadurch blockiert werden!
- Welche Auswirkungen hat Zorn auf die Beziehungen zu Ihren engen Bezugspersonen? (Zum Beispiel verbitterte Grundhaltung, aggressive Verhaltensmuster, Beziehungskonflikte, Trennung.)
- Welche Folgen haben diese Veränderungen?
- Der Täter bleibt in der Psyche präsent, behält seinen Einfluss auf das tägliche Leben
- Der Täter »gewinnt doppelt« (Linden & Maercker 2011): Durch sein Fehlverhalten in der Situation schädigt er (meist ungestraft) die

Interessen und das Wohlergehen seiner Umgebung, danach gewinnt er ein zweites Mal durch die negativen Folgen des Zorns beim Teilnehmenden (dem Täter wird durch den Zorn buchstäblich »ein Denkmal gesetzt«).
- Ist der Zorn bei Berücksichtigung dieser Veränderungen noch »attraktiv«?

Die Durcharbeitung dieser Zusammenhänge kann durch folgende Imaginationsübung ergänzt werden.

Übung »Dem Zorn eine Gestalt geben«

- Zunächst sollte zu einem »Gedankenspiel« eingeladen werden: Angenommen, die besprochenen Ausdrucksformen von Zorn (Gedanken/Bewertungen, Gefühle, Handlungen) würden nicht durch Erinnerungen, sondern durch ein sichtbares Wesen (wie in einem inneren Dialog) ausgedrückt werden: Wie könnte ein solches Wesen aussehen, das so etwas tut? Wie würde es sich verhalten, sprechen etc.? (Gewählt werden häufig Tiergestalten, Fabelwesen und Ähnliches. Beispiel: Rachefantasien gegenüber einem Täter werden verbildlicht, indem ein imaginierter Drache vorschlägt, diesen mit Feuer zu verbrennen.)
- Angenommen, es bestünde die Möglichkeit, dieses Wesen durch die Kraft der eigenen Gedanken zu verändern: Auf welche Weise sollte es modifiziert werden, damit es weniger belastend, weniger übermächtig wirkt? (Beispiel: Das Bedrohliche am Drachen wird abgemildert, indem er in der Vorstellung in einen Käfig gesperrt wird.)
- Was löst diese Veränderung im aktuellen inneren Erleben, vor allem im Hinblick auf den Zorn, aus? (Beispiel: Es wird eine größere innere Distanz zu den Rachefantasien empfunden.)
- Die Imagination einer solchen Zornfigur und ihrer Veränderung sollte täglich geübt werden. Sie kann mit einer Entspannungs- oder Stabilisierungstechnik wie dem »sicheren Ort« kombiniert werden (erhältlich in der App »Coach PTBS« des Psychotraumazentrums der Bundeswehr).

- Es sollte erläutert werden, dass es möglich ist, auf dem »Umweg« über eine Imagination das Gefühl von Kontrolle über Zorn oder Verbitterung zu verbessern und eine innere Distanzierung zu bahnen (»Der Zorn gehört nicht zu mir!«).

5.4.4 Die moralische Verletzung konstruktiv transformieren

Nach der Durcharbeitung der negativen psychischen Folgen moralischer Verletzungen durch das Verhalten anderer sollten in einem nächsten Schritt Wege besprochen werden, wie die Folgen der Verletzungen zu konstruktiven Denk- und Handlungsmustern transformiert und dadurch als gereifter Persönlichkeitsanteil integriert werden können.

Mögliche Leitfragen, die eine Transformation anregen können, sind folgende:

- Was sagt die intensive innere Reaktion der Teilnehmenden auf die Verletzung von Werten (neben dem damit verbundenen Leid) Positives über das Wertesystem der Betroffenen aus? Antwort: Es müssen starke Wertorientierungen vorliegen, sonst könnten diese nicht verletzt werden. Bei stark ausgeprägten Wertorientierungen (ein »Wert-voller« Mensch!) besteht ein höheres Risiko, dass diese auch durch äußere Umstände infrage gestellt bzw. verletzt werden können. Im Grunde ist die empfundene Verletzung also Ausdruck einer Charakterstärke.
- Wie wird man den Zorn wieder los? Antwort: Ein wichtiges therapeutisches Element zur Verminderung von traumabezogenem Zorn kann aktive Vergebung gegenüber den Verursachern moralischer Verletzungen darstellen.

Transformation durch Vergebung

Der Begriff Vergebung (wörtlich aus dem Griechischen: »gehen lassen«) ist eher im spirituellen bzw. religiösen Kontext gebräuchlich, aus diesem Grund sollte, angepasst an die Gruppenzusammensetzung und die Rückmeldungen der Teilnehmenden, zurückhaltend vorgegangen werden. Zudem sollte gegebenenfalls (falls verfügbar) ein Geistlicher/Seelsorger in die Bearbeitung einbezogen werden.

Das Bewusstsein des geschehenen Unrechts bleibt bei der Vergebung erhalten, wird aber ergänzt durch eine bewusste moralische Entscheidung: die Entscheidung dazu, inneren Frieden mit den Ereignissen zu finden und diese loszulassen. Dabei sollte mit den Teilnehmenden herausgearbeitet werden, welche Unterschiede zu »Vergessen«, »Gutheißen« und »Ungeschehenmachen« bestehen.

Der Prozess der Vergebung kann die folgenden Elemente beinhalten:

- Die Verantwortung über die Bewertung und das »Richten« über die begangenen Verfehlungen und die Täter wird im Sinne des Loslassens an eine (wie auch immer benannte) höhere Instanz abgegeben. Dieser Schritt entlastet die Vergebenden von einem Teil der moralischen Verantwortung und mildert dadurch den Zorn (»Das Schicksal wird es ausgleichen«).
- Vergebung kann so die innere Repräsentanz des Täters (»Täter-Introjekt«) abschwächen, es wird eine größere Distanz hergestellt. Dem Unrecht und dem Zorn wird ein gütiger Blickwinkel entgegengesetzt, Mitleid mit dem Täter kann entstehen; damit stärkt die Vergebung auch das Bewusstsein des eigenen ethischen Wertes.
- Aus psychoanalytischer Sicht werden buchstäblich »die Waffen aus der Hand gelegt« (Basset 1999). Der Teilnehmende verzichtet darauf, dass der andere sich unterwirft, indem er einräumt, etwas Böses getan zu haben. Er kann den anderen wieder als gutwillig, als jemand, der Gutes will, erleben. Sein Bild vom anderen Menschen verbessert sich, seine inneren Feindbilder werden abgeschwächt, so verbessert sich seine Lebensqualität.
- Es entsteht Raum für konstruktive Gedanken und Aktivitäten (Fürsorge für die Familie, soziales Engagement etc.). Vergebung stellt somit auch eine bewusste Entscheidung für die positiven Seiten des eigenen Lebens dar.
- Hilfreich kann es sein, markante Leitsätze für den inneren Dialog in diesem Prozess zu entwickeln, z. B.: »Ich will das Denkmal des

Täters umstoßen!«, »Ich will ihn/sie nicht mehr in mir haben!«, Mein eigenes Leben ist mir wichtiger!«.

An dieser Stelle bietet sich eine allegorische Lehrgeschichte an, die die Folgen des Nicht-loslassen-Könnens symbolisch verdeutlicht.

Wie man Affen fängt

Es war einmal ein Affe, der sehr gerne Kirschen aß. Eines Tages sah er eine köstliche Kirsche und kam vom Baum herunter, um sie zu holen. Aber es zeigte sich, dass die Kirsche sich in einer durchsichtigen Glasflasche befand. Nach einigen Versuchen merkte der Affe, dass er die Kirsche ergreifen konnte, wenn er die Hand durch den engen Hals in die Flasche hineinschob. Sobald ihm dies gelungen war, schloss er die Hand um die Kirsche. Aber da bemerkte er, dass er die Faust nicht mehr herausziehen konnte. Denn sie war nun dicker als der Flaschenhals.

Dies alles aber war wohl überlegt, denn die Kirsche in der Flasche war eine Falle, die ein Affenjäger gestellt hatte, der die Denkweise der Affen kannte. Als der Jäger den Affen wimmern hörte, kam er herbei. Der Affe versuchte wegzulaufen, aber er bildete sich ein, die Hand sei in der Flasche festgeklemmt, und daher konnte er nicht schnell genug fliehen. Aber jedenfalls besaß er die Kirsche noch – so meinte er. Der Jäger schnappte den Affen und gab ihm einen scharfen Schlag auf den Ellenbogen, wodurch er unwillkürlich die Kirsche losließ. Der Affe war frei, aber er war gefangen. Der Jäger hatte sich der Kirsche und der Flasche bedient und besaß sie noch immer. (Erzählt nach Bucay 2015)

Schritte zur Vergebung nach Jalics

Ein vergleichbares Vorgehen, um nachhaltige Vergebung zu erreichen, findet sich bei Jalics (2017):

Schritt 1. Im *ersten Schritt* sollte die Person ihre Absicht zu vergeben erkennen und in Worten klar aussprechen, wie etwa »Ich vergebe diesem Menschen«. Bereits dieser erste Schritt fällt vielen nicht leicht und sollte im therapeutischen Kontext beraten werden, wie oben geschildert auch unter Abwägung der positiven und negativen Folgen von Zorn und Vergebung. Wenn in Gruppen therapeutisch gearbeitet wird, können in der Anfangsphase die Teilnehmenden aussprechen, welche Personen den vorrangigen Anlass geben, zornig zu sein, und wem demzufolge vergeben werden soll.

Schritt 2. Im *zweiten Schritt* sieht die Teilnehmende ihren Zorn auf die Person an, betrachtet ihren Zorn als legitim und lässt dieses Gefühl zu. Dabei macht sie sich klar, dass ihr Zorn von einer dazugehörigen fantasierten Handlung (z. B. Rache zu nehmen und jemandem Schaden zuzufügen) getrennt werden kann. Die einleitende Frage könnte etwa lauten: »Empfinden Sie aufgrund Ihres Zorns manchmal den Drang, Rache zu nehmen und jemandem Schaden zuzufügen? Haben Sie dies jemals getan?« Wenn die Teilnehmende die erste Frage bejaht und die zweite verneint, sollte fortgefahren werden: »Ist es also möglich, um der eigenen psychischen Gesundheit willen zu vergeben, dennoch aber den berechtigten Zorn auf die jeweilige Person zunächst weiter zuzulassen?«

Schritt 3. Im *dritten Schritt* erfolgt eine Zuwendung zum Hier und Jetzt im Sinne der in Modul 1 beschriebenen ethischen Achtsamkeit. Wenn das unversöhnte Gefühl (Zorn) stehen gelassen werden kann, dann steht es auch der Beschäftigung mit der Gegenwart nicht mehr im Weg. Durch diese Aktivität mit positivem ethischem Bezug wird der Zorn »Schicht für Schicht abgetragen« und löst sich letztendlich auf. Um diesen Prozess des »ethischen Abtragens« eines negativen Gefühls im Alltag bildhaft deutlich zu machen, kann optional die folgende Geschichte eingebracht werden.

Das Gleichnis von den habgierigen Söhnen

»Es war einmal ein schwer arbeitender und großmütiger Bauer, der mehrere faule und habgierige Söhne hatte. Auf seinem Totenbett sagte er ihnen, sie würden seinen Schatz finden, wenn sie in

einem bestimmten Feld danach graben. Kaum war der alte Mann tot, eilten die Söhne auf dieses Feld und gruben es von einem Ende zum anderen um, wobei ihre Verzweiflung und ihre Anstrengung immer größer wurden, weil sie das Gold an der angegebenen Stelle NICHT fanden. Sie fanden überhaupt kein Gold. Als sie einsahen, dass ihr Vater in seiner Großmütigkeit das Gold wohl zu Lebzeiten verschenkt hatte, ließen sie von der Suche ab.
Schließlich fiel ihnen ein, dass sie das Land, nachdem es vorbereitet war, jetzt auch ebenso gut bestellen konnten. Sie bauten Weizen an, der reiche Ernte brachte. Sie verkauften das Getreide und hatten in diesem Jahr einen guten Gewinn. Nachdem die Ernte eingebracht war, dachten die Söhne wieder über die bloße Möglichkeit nach, den Schatz vielleicht übersehen zu haben, und so gruben sie das Feld aufs Neue um, mit demselben Ergebnis.
Nach einigen Jahren hatten sie sich ans Arbeiten und an den Kreislauf des Jahres gewöhnt, dessen Bedeutung sie vorher nicht begriffen hatten. Sie verstanden jetzt die Methode, mit der ihr Vater sie erzogen hatte, und wurden redliche und genügsame Bauern. Schließlich waren sie im Besitz von solchen Reichtümern, dass sie nicht länger nach dem verborgenen Schatz fragten.« (Shah 2007)

Das »ethische Abtragen« im Alltag sollte ergänzt werden, indem persönliche Veränderungen, die aus den moralischen Verletzungen entstanden sind, in den Achtsamkeitsprozess aufgenommen werden:

- Was kann ich aus dem Fehlverhalten anderer für mein eigenes Verhalten lernen?
- Welche positiven Folgen hätte diese Veränderung für mein tägliches Leben?
- Können z. B. die moralischen Verletzungen und die damit verbundenen Veränderungen von Werten und Einstellungen zu neuen Schwerpunktsetzungen in meiner Lebensführung beitragen (beispielsweise ein höherer Stellenwert des privaten Lebens wie Familie, Hobbys, Ehrenamt)? Wie könnte mein Leben dementsprechend in 5 oder 10 Jahren aussehen?

»Das Gegenteil des Bösen ist nicht das Gute, sondern der Sinn.« (Basset 1999)

Der folgende zusätzliche Aspekt kann die Bereitschaft der Teilnehmenden, anderen zu vergeben, noch festigen: Viele Mitarbeiter von Einsatzdiensten sind nicht nur Zeugen oder Opfer moralischer Verletzungen, sondern erleben sich auch selbst als »Täter« durch ihre Handlungen oder ihr Nicht-Handeln (s. Modul 5). Diese Rollen können sogar Teil derselben Situation sein: Wenn beispielsweise eine Polizistin von der Schusswaffe Gebrauch macht, liegen nicht selten eine Bedrohung des eigenen Lebens und gleichzeitig eine Schädigung anderer Menschen vor.

Wichtig ist es daher, bei der Bearbeitung des Komplexes Vergebung zu betonen, dass wer anderen vergeben kann, es meist auch leichter hat, sich selbst vergeben. Die Fähigkeit zur Vergebung ist sozusagen eine humanistische Grundhaltung bzw. ein Grundbedürfnis.

Voraussetzung für Vergebung gegenüber anderen und sich selbst ist aber, das Ideal eines unverletzlichen, »perfekten« Selbst zu relativieren und die Existenz des nicht Perfekten – auch bei sich selbst – zu akzeptieren (Basset 1999).

Schritt 4. Als *letzter Schritt* des Vergebungsprozesses kann es sinnvoll sein, dass die Teilnehmenden Kontakt zu dem Verursacher der moralischen Verletzung aufnimmt. Sie kann ihn persönlich treffen oder ihm einen Brief schreiben, oder sie schreibt den Brief, schickt ihn aber nicht ab. Sie kann sich auch nur vorstellen, mit dem Verursacher zu sprechen – ein imaginatives Fantasiebild des Täters wird entworfen und damit kommuniziert – Genaueres dazu im Modul 4). Das Aussprechen oder Niederschreiben der Sachverhalte und der dazugehörigen Gedanken und Gefühle kann ordnend, klärend und entlastend wirken; es ist ein Zeugnis abgelegt, auch wenn dieses nur in einigen Fällen zu tatsächlichen Konsequenzen führt. Das folgende Zitat vom jesuitischen Exerzitienleiter und geistlichen Begleiter Franz kann abschließend weitere Anregungen geben:

»Viele Menschen hüten ungeheilte Verletzungen in ihrer Seele! Wenn man nicht bereit ist, zumindest von der Absicht her zu vergeben, kann man noch so viel in die Kirche gehen, Gebete verrichten, fromme Bücher lesen, den Armen große Spenden geben, Einkehrtage oder Exerzitien machen, alles ist vergebens. Das ganze Leben bleibt stehen wie das Wasser hinter einem Staudamm. Ja, die Unversöhntheit ist wie ein Staudamm, der sich mit Millionen Tonnen von Stahlbeton gegen den natürlichen Fluss der Liebe erhebt. Deswegen müssen wir lernen zu vergeben. [...] Wer einem Mitmenschen nicht verzeiht, hegt Groll gegen Gott, der diesen Menschen schuf und in seine Nähe stellte.« (Jalics 2017, S. 109)

Ergänzende Übung

Bei hartnäckigem, schwer zu durchbrechendem *Grübeln*, wie es bei den oben skizzierten Konfliktfeldern vorkommen kann, können zudem verschiedene Techniken zur Symptomkontrolle hilfreich sein, so z. B. die Gedankenstopp-Technik.

Gedankenstopp-Technik

Bei dieser Technik benennt die Teilnehmerin ihre Gedankenketten und die dazugehörigen Gefühle und Körperwahrnehmungen. Dabei achtet sie darauf, wie sich die negativen Gedanken aus kleineren, zunächst noch harmlos erscheinenden Fragmenten entwickeln; sie generalisieren immer weiter, vergleichbar einer »Gedankenlawine«. Beispiel: Der Gedanke »Ich habe den Termin vergessen« entwickelt sich zu »Ich bin immer so unzuverlässig!«
Im Anschluss vereinbaren die Teilnehmerin und die Therapeutin ein markantes Stoppsignal, z. B. die Vorstellung eines Stoppschildes. Dieses Signal soll möglichst frühzeitig eingesetzt werden, wenn die Teilnehmerin erkennt, dass eine Gedankenlawine einsetzt, so beendet sie die Gedankenkette. Eine anschließende Entspannungsübung kann zusätzlich helfen, ein erneutes Grübeln zu verhindern. (Zur Vertiefung siehe z. B. Hoffmann 2018.)

5.5 Modul 4: Moralische Verletzungen durch eigenes Verhalten

Moralische Verletzungen können nicht nur dadurch entstehen, dass man moralisch verletzendes Verhalten beobachtet oder als Opfer erlebt, sondern auch indem man sich selbst moralisch fraglich verhält. Insbesondere Einsatzkräfte müssen regelmäßig moralisch relevante Entscheidungen im Einsatzdienst fällen, danach handeln und vor anderen sowie vor sich selbst verantworten. Sie können sich dabei buchstäblich als »Täter« (unmoralischer Handlungen oder Unterlassungen) erleben.

5.5.1 Charakterisierung moralischer Verletzungen durch eigenes Verhalten

Ein Einstieg in die Thematik sollte anhand von Beispielen erfolgen. Diese können von den Teilnehmenden eingebracht oder auch von den Therapeutinnen vorgeschlagen werden, z. B. aus der folgenden Auswahl:

- Ein Polizist/ein Soldat muss in der Ausübung seines Dienstes von der Schusswaffe Gebrauch machen. Dabei wird ein Mensch verletzt/getötet.
- Eine Mitarbeiterin der Feuerwehr muss ein brennendes Haus wegen Einsturzgefahr in Eile verlassen, kann dadurch aber eine noch in einem Raum eingeschlossene Person nicht retten, die in der Folge verbrennt.
- Ein Mitarbeiter eines Nachrichtendienstes beobachtet in einem Auslandseinsatz Gewalt gegenüber Frauen/Kindern, darf aber nicht eingreifen, um seine Tarnidentität zu schützen.
- Eine Rettungsassistentin wird zu einem Einsatz bei einer Massenkarambolage auf einer Autobahn alarmiert. Das verfügbare Rettungspersonal reicht zur Versorgung der vielen schwer verletzten Unfallopfer nicht aus, sodass einige Patienten über längere Zeit unversorgt bleiben. Einer von diesen stirbt im Krankenhaus an den Verletzungsfolgen.

Hinweis

Wenn die Teilnehmenden über eigene Beispiele berichten, sollte vorher abgesprochen worden sein, dass eine zu intensive Schilderung zu einer Triggerung posttraumatischer Symptome führen kann. Das Risiko der Triggerung ist auch davon abhängig, inwieweit Teilnehmende bereits Vorerfahrungen mit einer traumabezogenen Stabilisierung gesammelt haben und dadurch über Kompetenzen in der Symptomregulation verfügen. Sollte es trotz Absprache zu einer Triggerung kommen, sollte die Therapeutin dies frühzeitig ansprechen. Die Besprechung des Beispiels sollte unterbrochen oder verschoben und bei Bedarf gemeinsam mit allen Teilnehmenden eine Stabilisierungsübung durchgeführt werden. Im Anschluss sollte mit einer anderen Szene fortgefahren werden.

Anschließend werden die Beispiele anhand folgender Fragen diskutiert:

- Warum hat die Person in der Situation so gehandelt?
- Welche Folgen hatte das Verhalten für sie selbst und für andere?
- Welche persönlichen Wertorientierungen und moralischen Standards könnten mit den Verhaltensweisen im Widerspruch stehen?
- Welche bewertenden Gedanken, Gefühle oder Symptome könnten sich in der Folgezeit entwickelt haben?

Bei der Diskussion berichten Teilnehmende auch über eigene Erfahrungen, dabei stehen häufig Schuldgefühle im Vordergrund: Sie glauben, dass sie sich im Einsatz falsch verhalten haben. Die Schuldgefühle können auch in Scham übergehen. Viele Einsatzkräfte nehmen zwar die psychischen und körperlichen Folgen der moralischen Verletzungen wahr, bringen sie jedoch kaum in Zusammenhang mit diesen Verletzungen. Die schrittweise gemeinsame Erarbeitung der Zusammenhänge in der Gruppe hat daher eine klärende und damit heilsame Wirkung.

5.5.2 Thematisierung von Schuld und Scham

Zunächst sollte in offenen Fragen mit den Teilnehmenden erörtert werden, was »Schuld« beinhaltet und wie sie sich von »Scham« unterscheidet (Lammers & Ohls 2017). Dazu einige Hinweise als mögliche Hilfestellungen:

Schuld

Eine Beschreibung und Definition von Schuld sollte mehrere Ebenen berücksichtigen. Auf der *Ereignisebene* bezeichnet Schuld die Geschehnisse selbst, bei denen etwas getan worden ist, was die Grenzen anderer Menschen verletzt hat (Beispiel: Diebstahl ist eine Schuld). Schuld hat gegebenenfalls auch rechtliche Folgen.

Auf der *Ebene der sozialen Beziehung* umfasst Schuld einen Vorwurf, eine Beschuldigung, beinhaltet ein Urteil über die vermeintliche Wertlosigkeit oder Bösartigkeit des Schuldiggesprochenen. Auf dieser Ebene hängt Schuld mit der Beziehung zwischen den Beschuldigern und den Beschuldigten ab. Sie kann zur Ausstoßung aus der Gemeinschaft führen. Beschuldigung ist dabei nicht zwingend daran gebunden, dass tatsächlich ein schuldhaftes Verhalten vorgelegen hat. Gemeinschaften können auch beschuldigen, ohne dass objektive Schuld vorliegt. Ein aktuell häufig diskutiertes Beispiel ist die Ausgrenzung von Migranten (»Ausländer nehmen uns die Arbeitsplätze weg«) (Bauriedl 2001).

Schuldgefühle

Schuld kann bei der psychischen Verarbeitung zu *Schuldgefühlen* führen. Diese können sich zum einen aus der Erkenntnis ergeben, anderen Menschen ein Leid zugefügt zu haben, die dazugehörigen Gedanken und Gefühle sind dann auf diese Situation selbst bezogen: »Ich habe in der Situation … einen Fehler gemacht«. Sie können aber auch durch Introjektion der Urteile anderer Menschen entstehen, d. h. die Person übernimmt die Beschuldigungen der anderen; deren Urteile werden für sie zur Realität. An dieser Stelle ist der Übergang zur Scham fließend.

Wiedergutmachung

Schulderleben kann erleichtert werden durch Gedanken und/oder Handlungen, die eine Wiedergutmachung, d. h. einen Ausgleich des verursachten Schadens beinhalten. Dies kann beispielsweise durch Bereuen, eine Entschuldigung oder Entschädigung geschehen, aber auch durch symbolisch ausgleichende Aktivitäten wie ein ehrenamtliches Engagement oder karitative Spenden. Damit geht die Verarbeitung von Schuld mit einem konstruktiven Impuls einher, sie führt bei den Betroffenen zu einer Aktivierung.

(Später in der Behandlung werden derartige auch therapeutisch nutzbare Ansätze weiter vertieft, daher sollten sie hier nur orientierend angesprochen werden, um die Abgrenzung zur Scham zu erleichtern.)

In der Gruppensitzung werden nun die Teilnehmenden gefragt:

- Welche Variante dominiert bei Ihnen: objektive schuldhafte Ereignisse oder Beschuldigungen durch andere oder gar sich selbst?
- (Im Einzelfall:) Spielen auf der Ereignisebene laufende juristische Verfahren eine Rolle? Wie erleben und bewerten Sie diese?

Der innere Umgang mit Beschuldigung und Schuldgefühlen kann entscheidend sein, wie sie im Alltag in Erscheinung treten und ob ein Übergang in Scham gebahnt wird. Besonders wichtig für diese Ausgestaltung sind die Erwartungen an sich selbst:

»Welche Erwartungen stellen Sie an ihre Handlungen und den Erfolg in der damaligen Situation? (»Wie perfekt muss ich sein in meiner beruflichen Rolle?«)

Diese Erwartungen sind bei Einsatzkräften häufig überhöht, sie berücksichtigen beispielsweise nicht die Geschwindigkeit und Intensität der Abläufe in einer traumatischen Einsatzsituation oder sie nehmen die Perspektive derer ein, die bereits die Folgen der Ereignisse kennen, so als hätten diese vorhergesehen werden können.

An dieser Stelle kann zur Veranschaulichung der Bedeutung des Umgangs mit sich selbst die Übung »Der innere Trainer« eingeführt werden, die z. B. mit einem Gruppenteilnehmer exemplarisch erarbeitet werden kann.

Übung »Der innere Trainer«

Wir kennen Trainer aus unserem Alltag – im Sportverein, im Beruf etc. Was für Typen von Trainern gibt es? (Beispiele nennen lassen!) Was erwarten diese jeweils von den Trainierten? Wie treten sie auf und wie kommunizieren sie?

In unserem Alltag bewerten wir stetig unser Tun, kommentieren es mit unserer inneren Stimme, loben oder kritisieren unser eigenes Handeln. Dabei gibt es für Menschen jeweils typische Muster, die relativ konstant auftreten. Ist es denkbar, sich diese innere Kommunikation bildhaft vorzustellen, so als würde unser innerer Trainer so mit uns sprechen, wie äußere Trainer es tun würden? Welchen inneren Trainer hätten wir dann in uns, wie sähe er aus, wie würde er sprechen und sich verhalten, wäre es ein Mann oder eine Frau? Wie ginge er mit uns um? Wäre es insgesamt ein strenger oder wohlwollender Trainer?

Wie tritt dieser Trainer in Zusammenhang mit Scham auf? Ist er mit der Entstehung von Scham vielleicht strenger geworden, kritisiert uns häufig, macht uns das Leben schwer? Passt letztendlich dieser Trainer zur Scham und ihren Auslösern?

Wenn es sich nach der Dynamik des Gruppengeschehens an dieser Stelle anbietet, kann bereits erarbeitet werden, wie besonders strengen Trainern im Kontext von Scham begegnet werden kann (ansonsten kann dies später beim Umgang mit Scham einfließen).

Zunächst sollte mit den Teilnehmenden erarbeitet werden, wie derartige stereotype Erlebnis- und Reaktionsweisen, wie sie sich im inneren Trainer abbilden, entstehen, z. B. durch Vorbilder aus der Biografie oder unverarbeitete frühere Konfliktsituationen.

Anschließend sollte das Bild des Trainers in Gedanken (»imaginativ«) verändert werden, indem eine bedrohlich erscheinende Gestalt in ein harmloseres, menschlicheres Erscheinungsbild umgewandelt wird, beispielsweise indem die Farbe seiner Kleidung (»pink/bunt«) oder die Tonlage seiner Stimme (»Fistelstimme«) einen heiteren Charakter bekommen. Die Teilnehmenden sollten in der Diskussion Beispiele bringen, wie sie dies bei ihren eigenen

Trainern umsetzen könnten. Verändern sich dabei die Gedankeninhalte passend zu der Veränderung des Trainerbildes?
Durch diese Gedankenarbeit kann der Umgang mit destruktiven Gedanken einen spielerischen Charakter bekommen und sie können etwas von ihrer Bedrohlichkeit verlieren. Der »Umweg über ein Bild« kann zu einer Veränderung schambezogener Gedankenketten beitragen.
Allerdings ist diese Übung nur dann wirksam, wenn sie täglich geübt wird. Schamassoziierte Gedanken können im Verlauf immer routinierter erkannt, kritisch betrachtet und dann der dazugehörige innere Trainer modifiziert werden.
Das Training kann auch mit einem Entspannungsverfahren (s. Kap. 2) kombiniert werden. Eine Veränderung im Bild kann durch ausreichende Erfahrung zu einem gedanklichen Automatismus werden, der dann auch reflexhaft bei spontan auftretenden destruktiven Gedanken greift und diese kontrollierbarer macht. (Zur Vertiefung des Themas siehe Bauer 2019.)

Scham

Bei den obigen Ausführungen wurde beschrieben, wie Zorn durch moralische Verletzungen entsteht, bei denen andere Menschen moralisch fragwürdige Handlungen verüben. Bei den betroffenen Opfern bzw. Zeugen entsteht dadurch eine Verunsicherung, eine Erschütterung des inneren Wertegefüges, eine Veränderung des Selbst und des sozialen Bezugsrahmens. Die Vorstellung einer erklärbaren, sicheren, berechenbaren, vorhersehbaren Umwelt (im Sinne des Kohärenzsinns von Antonovsky 1987) wird infrage gestellt durch die nun erlebbare Option des unkontrolliert Destruktiven. Je länger diese Option unbearbeitet die innere Realität mitbestimmt, umso mehr kann sie zu einem gedanklichen Leitprinzip und damit auch im Alltag zunehmend handlungsleitend werden, bis hin zu einer möglichen Re-inszenierung des Täterverhaltens. Ähnliche Prozesse können auch dann ablaufen, wenn sich die Betroffenen selbst als Täter erleben und Schuldgefühle entwickeln. Schulderleben wird zum Bestandteil der Persönlichkeit – Scham entsteht.

Bei Einsatzkräften führen hohe Stigmatisierungsängste häufig dazu, dass sich die Betroffenen erst mit einer mehrmonatigen oder gar mehrjährigen Latenz zu einer Behandlung entschließen können. Zu diesem Zeitpunkt sind die dargestellten Mechanismen in der Regel schon weit fortgeschritten und Scham hat bereits einen hohen Stellenwert im Erleben. Daher sollte in der Diskussion mit den Teilnehmenden auch Scham in den Vordergrund gestellt und ihre Folgen anhand der nachfolgenden Leitfragen erarbeitet werden, wobei zwischen intrapersoneller und interpersoneller Scham unterschieden werden sollte.

Leitfragen zur Bearbeitung der psychischen Folgen von *intrapersoneller* Scham:

- Wie wirkt sich Scham auf das Selbstwertgefühl aus? Scham (zer-)stört das positive Verhältnis der Betroffenen zu sich selbst, das »Selbstkonzept«: Zum Beispiel kann sich die Überzeugung »Ich bin ein guter Mensch« zu »Ich bin nicht mehr wertvoll/liebenswert« wandeln (intrapersonelle Scham) (Lammers & Ohls 2017).
- Welche Folgen hat Scham für den Umgang mit sich selbst? Intrapersonelle Scham kann zu einer verminderten Selbstfürsorge und Selbstakzeptanz führen. Positive, genussvolle, erfolgreiche Aspekte der Lebensführung erhalten eine deutlich geringere Aufmerksamkeit und Wertschätzung als Fehler, Schwächen oder unangenehme Verpflichtungen. In einigen Fällen wird dabei konkret die Überzeugung geäußert, Bestrafung verdient zu haben. Insbesondere diese Tendenz kann psychotherapeutische Heilungsprozesse erschweren: Wenn psychisches Leid unbewusst oder vorbewusst als eine solche Strafe erlebt wird, dann kann eine beginnende »unverdiente« therapeutische Verbesserung von Befindlichkeit und Lebensqualität einen Konflikt auslösen und blockiert werden. Widerstände sind die Folge, die sich z. B. in einem unbewussten, auch körperlich ausgestalteten Symptomanstieg oder in vermindertem therapeutischem Engagement äußern können.

Eine so beschriebene Störung im Selbstkonzept, einhergehend mit einem schwachen Selbstwertgefühl und einem über-strengen Umgang mit sich selbst, kann Auswirkungen auf die sozialen Beziehungen haben (interpersonelle Scham). Sie kann zu der Wahrnehmung einer mangelnden sozialen Attraktivität und zu Unsicherheit in sozialen Beziehungen, zu Verletzlichkeit und letztlich zu einem sozialen Rückzug führen. Stehen Abwehrmechanismen wie »Verleugnung« (von Scham) oder »Verkehrung ins Gegenteil« im Vordergrund, dann kann es auch zu betont selbstbezogenen, zum Teil aggressiv, arrogant oder sarkastisch wirkenden Ausdrucksformen kommen.

Leitfragen zur Bearbeitung der psychischen Folgen von *interpersoneller* Scham:

- In welcher Form und in welchen Lebensbereichen der Teilnehmenden treten selbstbezogene, zum Teil aggressive, arrogante oder sarkastisch wirkende Verhaltensmuster auf?
- Wie wirkt sich interpersonelle Scham in der Familie aus? In der Paarbeziehung oder familiären Systemen wirkt sich die mit Scham verbundene soziale Unsicherheit meist besonders schwerwiegend aus. Es können Konflikte durch zunehmende Distanz entstehen, möglich sind aber auch Unzufriedenheit, Streitsucht und Aggressivität im Alltag. Eine besondere Abwehrform ist die »schuldinduzierende Kommunikation«: Dabei gestalten schambelastete Menschen ihre Kommunikation mit anderen so, dass diese den Eindruck bekommen, selbst fehlerhaft gehandelt zu haben und dadurch Schuldgefühle entwickeln. So kann Scham ganze soziale Systeme beherrschen (Lammers & Ohls 2017).
- Kann Scham auch Vorteile haben? Scham hat nicht nur negative Auswirkungen auf das Sozialverhalten und soziale Beziehungen. Menschen mit Schamgefühlen handeln aufgrund ihres kritischen Umgangs mit sich selbst häufig besonders besonnen und verfügen über ein intensives Gemeinschaftsgefühl, über Empathie für andere. Sie werden als sozial und fürsorglich wahrgenommen.
- Wie wird dies von den Teilnehmenden bewertet? Erkennen sie in den Folgen von Scham auch Chancen, die persönlichen Beziehungen und die eigene Persönlichkeit weiterzuentwickeln? Wichtig ist die Thematisierung dieser positiven Aspekte für die Teilneh-

menden auch deshalb, um ein ausgeglicheneres Gesamtbild ihrer inneren Entwicklung zu entwerfen, das sich nicht auf die negative Seite beschränkt (Lammers & Ohls 2017).

Weitere moralische Gefühle in Zusammenhang mit Scham

Die oben ausgearbeiteten Mechanismen, die bei der Entstehung und Verarbeitung von Scham wirksam werden, können mit einer Reihe von weiteren Gedanken, Gefühlen und Symptomen einhergehen. Einen Zusammenhang mit den zugrunde liegenden Mechanismen zu erkennen, fällt den Betroffenen oft schwer. Dies sollte ein Schwerpunkt der folgenden Bearbeitung in der Gruppe sein. Folgende Leitfragen dienen der Thematisierung:

- Besteht ein Zusammenhang zwischen Scham und Zorn? Scham kann mit Enttäuschung über die eigenen vermeintlichen Fehler, über sich selbst als »Täter« bzw. »Versager« einhergehen, verbunden mit Zorn darüber, den Ansprüchen an sich selbst nicht gerecht werden zu können. Dies kann zu Zweifeln führen, ob die eigene Erwartung an die Rolle als Angehöriger eines Dienstes noch erfüllt werden kann.
- Finden Schuld und Scham auch in körperlichen Symptomen ihren Ausdruck? Bei Schuldgefühlen und der damit verbundenen Aktivierung (s.o. in diesem Kapitel) kann ein sogenannter Sympathikotonus mit höherer Muskelspannung und Herzfrequenz vorliegen. Bei Scham kann es eher zu einem geringeren Muskeltonus oder einer verkrümmten Haltung kommen (der »in sich verkrümmte Mensch«, auf den schon Martin Luther hinwies: »Homo incurvatus«).
- Besteht aufgrund der oben genannten Konflikte und Gefühle eine Neigung zum Grübeln? Analog der oben beschriebenen Gedankenstopp-Technik (s. Modul 3) sollten auch hier Gedankenketten (»Gedankenlawinen«) durchgesprochen werden. Es sollte deutlich werden, wie sich schambezogene Gedankenmuster in Alltagssituationen abbilden und dass das Grübeln keine Lösungen bringt, sondern eher die negativen Gedanken verfestigt. Demgegenüber werden konstruktive oder kreative Gedanken, die dem sozialen

Umfeld zugutekommen könnten, blockiert. Die Gedankenstopp-Technik sollte dabei eingeführt oder wiederholt werden.

- Werden diese Gefühle durch frühere (belastende) Lebenserfahrungen beeinflusst (auch in Kindheit oder Jugend)? Beispiel: Verstärkung von Verunsicherung und Zorn auf sich selbst ist möglich, wenn es schon in früheren Lebenssituationen zu Versagens- und Schuldgefühlen kam, z. B. bei Gewalt in der Familie.

Psychische Erkrankungen in Zusammenhang mit Scham

Die beschriebenen sozialen und emotionalen Folgen von Scham können bei der Entstehung psychischer Erkrankungen beteiligt sein.

Es sollte an dieser Stelle mit den Teilnehmenden diskutiert werden, welche Gemeinsamkeiten und Unterschiede zu den »klassischen« Symptomen psychischer Erkrankungen bestehen könnten. Diese Abgrenzung kann bei Einsatzkräften hilfreich sein, weil sich wahrgenommene Veränderungen aus beiden Gruppen häufig überschneiden, die Teilnehmenden beispielsweise bereits eine psychiatrische Diagnose wie Angststörung, Depression oder PTBS erhalten haben.

Kommt es bei den Teilnehmenden beispielsweise zu Stellvertretergefühlen wie Ängsten oder Zwängen? Diese können vielfältig ausgestaltet sein. Selbstunsicherheit in sozialen Situationen kann das Ausmaß klinisch relevanter Ängste erreichen (z. B. eine soziale Phobie oder eine Agoraphobie, die »Angst vor dem Marktplatz«). Gelegentlich kommt es aber auch zu einer kompensatorischen Zuspitzung zwanghafter Persönlichkeitseigenschaften wie einer besonderen Kontrollbedürftigkeit oder einem Perfektionismus. Zwänge können psychodynamisch ein Gefühl der Sicherheit und Kontrolle erzeugen oder verbessern und so der empfundenen Unsicherheit entgegenwirken.

Eine inhaltliche Nähe besteht zudem zwischen schambedingter sozialer Isolation und Suchtverhalten (als ein »Sich-Verstecken« vor anderen und vor sich selbst), aber auch zwischen aggressiven Impulsen sich selbst gegenüber und Depression (ein möglicher Entstehungsmechanismus der Depression sind ausgeprägte aggressive Impulse, die gegen sich selbst gewandt werden).

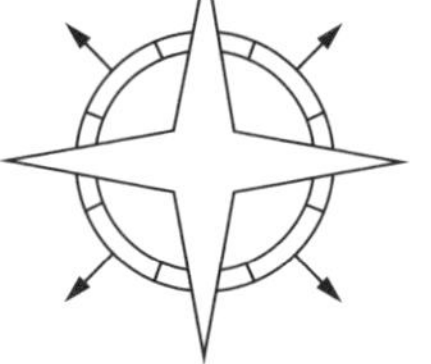

Abbildung 5-1 Der Kompass der Scham (Elison 2000)

Der »Kompass der Scham« (nach Elison 2000) verdeutlicht diese Zusammenhänge und kann am Flipchart gemeinsam entwickelt werden (s. Abb. 5-1).

5.5.3 Therapeutische Hinweise zum Umgang mit Schuld und Scham

Teilnehmende motivieren, sich mit Schuld und Scham auseinanderzusetzen

Wie oben geschildert, löst Scham bei den Betroffenen häufig Verdrängungsbestrebungen aus, sodass die dazugehörigen Veränderungen nicht angesehen oder ausgesprochen werden müssen. Dadurch bleiben sie jedoch unbewusst erhalten und chronifizieren, wenn auch gegebenenfalls durch Abwehrmechanismen abgemildert und kontrolliert.

Um den Teilnehmenden diesen Mechanismus anschaulicher zu machen und sie zu motivieren, nicht zu verdrängen, sondern sich der Scham zu stellen, auch wenn dies zunächst unangenehm ist, kann die folgende Geschichte eingesetzt werden:

Der Mann, der seinen Schlüssel suchte

»Jemand beobachtete einen anderen Mann, der auf dem Boden herumkroch und offenbar auf der Suche nach etwas war. ›Was suchst du denn?‹, fragte er. ›Meinen Schlüssel‹, bekam er zur Antwort. ›Dann helfe ich dir suchen!‹ Nach einer Weile fragte der

Mann erneut: ›Wo hast du denn den Schlüssel eigentlich verloren?‹ ›In meinem Haus.‹ ›Aber warum suchen wir ihn dann hier draußen?‹ ›Weil es hier heller ist!‹« (Shah 2010).

Öffnung in der sozialen Gruppe

Heilsam kann es dementsprechend sein, Gefühle von Schuld und Scham gegenüber außenstehenden Personen (Therapeuten/anderen Gruppenmitgliedern) auszusprechen und dadurch verstehbar werden zu lassen. Die Betroffenen machen bei der Offenlegung, dem »Zeugnisablegen«, die Erfahrung, dass trotz der empfundenen Scham eine wertschätzende Akzeptanz durch andere und eine gemeinsame therapeutische Arbeit möglich sind. Ein gemeinsames Gruppengefühl (Kohäsion) kann eine solche Entwicklung fördern.

Die Teilnehmenden sollten darauf aufbauend gefragt werden, wie sie Akzeptanz und Kohäsion durch die Gruppe/Therapeuten während der therapeutischen Bearbeitung erleben, insbesondere auch im Unterschied zu den eigenen bewertenden Gedanken. (Viele Teilnehmende bringen zum Ausdruck, dass sie über die Wertschätzung der anderen überrascht sind.)

Hinweis: Therapeutinnen sollten nicht versuchen, Schuldgefühle und Scham durch gut gemeinte, fürsorgliche Beschwichtigungen abzumildern (»Sie können doch nichts dafür!«). Das kann bei den Betroffenen den Eindruck erwecken, dass sie die Schuld nicht aushalten und nicht gemeinsam tragen. Dies kann eine echte Akzeptanz infrage stellen und negative Kreisläufe verstärken. Eine Formulierung könnte beispielsweise lauten:

»Sie haben von Ihrem Verhalten gesprochen und Ihrem Eindruck, Schuld auf sich geladen zu haben. Objektiv betrachtet kann durchaus eine Schuld bestehen, mit der Sie lange werden leben müssen. Aber trotzdem sind Sie ein wertvoller Mensch und sind es mir/uns Wert, uns mit Ihnen zu beschäftigen und gemeinsam zu arbeiten.«

Einleitende therapeutische Fragestellungen und Gedanken

Im Folgenden sollten mit den Teilnehmenden heilsame Gedanken und Bewertungen anhand von Leitfragen besprochen werden:

- »Was sagt der Umstand, dass überhaupt angesichts der traumatischen Situation Schuldgefühle und Scham entstanden sind, über Sie aus?« Antwort: »Es sagt aus, dass Sie gute moralische Standards und ein Gewissen haben, sich dem Erlebten stellen. Ansonsten würde es eher zu Verdrängung, Somatisierung etc. kommen.« (Dazu passend kann das Zitat von Rousseau benannt werden: »Die Scham wächst mit der Erkenntnis des Bösen.«)
- Daran anknüpfend kann diskutiert werden, was den moralischen Wert eines Menschen ausmacht. Die vielfältigen Aspekte, die dabei benannt werden, sollten zu der Frage führen, ob ein einziges, schuldbehaftetes Ereignis diesen so breit begründeten und verankerten Wert infrage stellen kann (und sollte).

Den Teilnehmenden Vergebung nahebringen

Im Anschluss sollten noch einmal verkürzt die Elemente der Vergebung wiederholt werden, wie sie bereits im Modul 3 ausführlich beschrieben wurden. Sie lassen sich auf die Konstellation der moralischen Verletzung durch eigenes Verhalten übertragen.

Um Vergebung zu erreichen, empfiehlt Jalics (2017) ein dreischrittiges Vorgehen.

- Im *ersten Schritt* erkennt die Person ihre Absicht, sich zu vergeben, und spricht diese klar aus, wie etwa »Ich vergebe mir«. Bereits dieser erste Schritt fällt vielen nicht leicht und sollte abwägend beraten werden, welche Vorbehalte sind mit diesem Satz verbunden (»das habe ich nicht verdient …«)?
- Im *zweiten Schritt* sieht sie sich das zur Situation gehörige Schuldgefühl an, betrachtet es als legitim und lässt dieses Gefühl zu. Dabei sollte für sie klar werden, dass dieses Gefühl von einer dazugehörigen Handlung (z. B. sich selbst aufgrund der Scham Schaden zuzufügen) getrennt werden kann. Es ist also möglich, die Absicht der Vergebung um der eigenen psychischen Gesundheit willen zu verfolgen, dennoch aber das berechtigte Schuldgefühl zunächst weiter zuzulassen.
- Im *dritten Schritt* erfolgt eine Zuwendung zum Hier und Jetzt im Sinne der in Modul 1 beschriebenen ethischen Achtsamkeit. Wenn

das Schuld- oder Schamgefühl stehen gelassen werden kann, dann steht es auch der Beschäftigung mit der Gegenwart nicht mehr im Weg. Durch diese Aktivität mit positivem ethischem Bezug, die auch eine (symbolische) Wiedergutmachung einschließen kann, werden das Schuld- und Schamgefühl »Schicht für Schicht abgetragen« und lösen sich letztendlich auf, auch durch (symbolische) Wiedergutmachungshandlungen wie ehrenamtliches Engagement, Weitergabe von Erfahrungen an jüngere Kolleginnen.

- Dieser Ansatz, d.h. die konstruktive Transformation durch ethische Achtsamkeit, tritt auch etwaigen Wünschen der Klienten entgegen, das Geschehene ungeschehen machen zu wollen. Es entsteht stattdessen ein stärkeres Gefühl von Sinn, das der erlebten Hilflosigkeit und Ohnmacht entgegenwirkt.
- In diesem Sinne sollte Vergebung eigener Schuld als ein Prozess des Loslassens und Abgebens der moralischen Bewertung an eine andere/höhere Instanz verstanden werden (»Ich bin nicht mein Richter!«), der dann auch eine Offenheit für neue konstruktive Gedanken und Handlungen schafft. An dieser Stelle bietet sich zur Verdeutlichung folgende therapeutische Lehrgeschichte an:

Die zwei Zen-Mönche

Es waren einmal zwei Zen-Mönche, die durch den Wald zu ihrem Kloster zurückkehrten. Als sie an den Fluss kamen, sahen sie eine Frau am Ufer knien und weinen. Sie war jung und schön. »Was ist mit dir?«, fragte der ältere Mönch. »Meine Mutter liegt im Sterben. Sie ist allein zu Haus auf der anderen Seite des Flusses und ich kann nicht zu ihr. Ich habe es versucht«, antwortete sie, »aber die Strömung hat mich fortgerissen. Und ohne Hilfe komme ich nicht auf die andere Seite. Ich dachte, ich würde sie wohl nicht mehr lebend wiedersehen. Aber jetzt ... Jetzt, wo ihr gekommen seid, könnte mir doch einer von euch helfen, den Fluss zu überqueren ...« »Ich wünschte, wir könnten das tun«, klagte der Jüngere, »aber die einzige Möglichkeit, dir zu helfen, wäre, dich über den Fluss zu tragen. Unser Keuschheitsgelübde jedoch verbietet uns jeden Kontakt zum anderen Geschlecht. Es ist uns verboten. Es

tut mir leid.« »Mir tut es auch leid«, sagte die Frau und brach erneut in Tränen aus.
Der ältere Mönch kniete nieder, beugte den Kopf und sagte: »Steig auf!« Die Frau konnte es kaum glauben, sie raffte schnell ihr Bündel zusammen und stieg dem Mönch auf den Rücken. Unter größten Schwierigkeiten durchquerte der alte Mönch, gefolgt vom jüngeren, den Fluss. Als sie am anderen Ufer angelangt waren, stieg die Frau ab und wollte dem alten Mönch die Hände küssen. »Ist schon gut«, sagte der Alte und zog seine Hände zurück, »setz deinen Weg fort!« Die Frau verneigte sich dankbar und ergeben, sammelte ihr Bündel auf und lief los in Richtung Dorf.
Schweigend nahmen die Mönche ihren Marsch zum Kloster wieder auf. Zehn Stunden Weg lagen noch vor ihnen. Kurz vor ihrer Ankunft sagte der Junge zum Alten: »Meister, Ihr kennt unser Gelübde besser als ich. Dennoch habt Ihr diese Frau auf Euren Schultern über den Fluss getragen.« »Ja, ich habe sie über den Fluss getragen. Aber was ist mit dir, der du sie noch immer auf deinen Schultern trägst?« (Erzählt nach Bucay 2015)

In der Diskussion dieser Geschichte mit den Teilnehmenden sollte zum Ausdruck kommen, dass das Schamgefühl des jüngeren Mönches, verbunden mit seiner Verhaltensunsicherheit, dazu führt, dass er versäumt, im Hier und Jetzt moralisch wertvolle Verhaltensweisen zu zeigen. Analog macht sich der einsatzbelastete Mensch, der auf ähnliche Weise von seiner Scham gehemmt wird, »doppelt schuldig«: durch sein früheres moralisch verletzendes Tun oder Unterlassen und zusätzlich durch seine Hemmung positiver Aktivitäten im heutigen Leben. Der ältere Mönch wiederum tut aus der Situation heraus unmittelbar Gutes.

Dialog mit einer moralischen Autorität

Wenn die kognitiven Zusammenhänge um das Thema Scham gut durchgearbeitet sind, kann ein »imaginativer Dialog mit einer moralischen Autorität« (Litz et al. 2015) als zusätzliches Hilfsmittel sowohl bei moralischen Verletzungen durch das eigene Verhalten als auch durch das Verhalten anderer angeboten werden (wenn in einer Gruppe gearbeitet wird, kann der Ablauf des folgenden Dialoges mit einem Teilnehmenden exemplarisch demonstriert werden):

Imaginativer Dialog mit einer moralischen Autorität (nach Litz et al. 2015)

Die Person wird zunächst aufgefordert, sich eine moralische Autorität vorzustellen, die als bedeutungsvoll, bedingungslos wohlwollend, vergebend, großzügig, tröstend etc. erlebt wird. Möglich sind ein real oder nur in der eigenen Vorstellung existierendes Wesen, das in einem ersten Schritt genau beschrieben werden sollte: Wie sieht es aus, wie groß ist es, wie gekleidet ist es, wie spricht es, wie verhält es sich etc.? Beispiele sind ein (früherer) fürsorglicher Vorgesetzter, ein Großvater oder eine Großmutter, ein Zauberer aus einem Kinofilm, eine mythische Tiergestalt.

Anschließend erzählen die Teilnehmenden diesem Wesen die moralisch relevanten Erlebnisse. Dabei sollten sie die Gegenwartsform wählen, denn diese ist ihnen näher. Kommt der Bericht ins Stocken, kann der Therapeut oder auch die Gruppe Hilfestellungen geben bzw. es kann thematisiert werden, wodurch vielleicht ein innerer Widerstand entsteht. Es sollte jederzeit wohlwollend und aufmerksam zugehört werden, ohne Bewertungen oder gar Kritik. Bestandteil der Geschichte sollte sein, welche Folgen das berichtete Ereignis im Hier und Jetzt mit sich bringt.

In einem zweiten Schritt sollten sich die Teilnehmenden die Antwort der moralischen Autorität vorstellen und ebenfalls in der Gegenwartsform aussprechen. Wenn die Entwicklung der oben genannten positiven Eigenschaften gut gelungen ist, dann werden die entsprechenden Sätze eine neue wohlwollende Sichtweise auf die Ereignisse eröffnen. Dieser Wandel wird durch das Wirken des durch die Übung aktivierten »mitfühlenden inneren Selbst« hervorgerufen. Durch die Vorstellung eines real existierenden Wesens als Symbolisierung werden die eigenen mitfühlenden Anteile spürbarer und können besser angenommen werden. Autodestruktive Anteile werden gleichzeitig abgemildert.

Sollte es sich bei den Ereignissen um moralische Verletzungen durch andere Personen handeln, kann dieser imaginative Dialog dennoch in vergleichbarer Form angewandt werden. Geschildert werden dann die als Zeuge beobachteten moralisch fragwürdigen Verhaltensweisen und in der Antwort der moralischen Autorität sollte der Wunsch zum Ausdruck kommen, dass die moralische Verletzung nicht zu einer (Zer-)Störung des Weltbildes und des positiven Bezuges zum täglichen Leben bei den Betroffenen führt.
Diese Dialoge sollten täglich geübt werden, z. B. in Kombination mit der Gedankenstopp-Technik (s. Modul 3, Abschnitt »Schritte der Vergebung nach Jalics«), sodass reflexhaft auf sie zurückgegriffen werden kann, wenn traumabezogene negative Bewertungen auftauchen.

Menschen, die über längere Zeit unter Schuldgefühlen und Scham leiden, beobachten immer wieder akut verstärkte belastende Gedanken oder Gefühle, z. B. ausgelöst durch Triggersituationen. Die folgende Übung kann bei der Bewältigung derartiger Zustände hilfreich sein:

Umgang mit akuten Schuld- oder Schamgefühlen (nach Lammers & Ohls 2017)

- Tief durchatmen und Abstand nehmen durch Änderung der Körperposition
- sich den auslösenden Gedanken/die auslösende Situation bewusst machen
- Zu welcher Lebensphase führt die Gedankenbrücke? Was sind die Auslöser meines Gefühls?
- Realitätscheck/Abstand nehmen: Wo bin ich gerade? Ich *bin nicht* meine Scham oder Schuld! Ich kann mich anderes verhalten!
- Welche Unterschiede bestehen heute zu der damaligen Situation? Was ist heute an mir anders, worauf kann ich vertrauen?

5.6 Abschluss und weitere therapeutische Schritte

Zum Abschluss der vier Module sollten einige Schwerpunkte noch einmal wiederholt und betont werden, die die Integration der gesammelten Erkenntnisse und Erfahrungen in das Alltagsleben erleichtern und Gegenstand weiterführender Psychotherapie sein können. Die Schwerpunkte sind:

- Wie können die Klienten stützende soziale Beziehungen wieder aufnehmen? Hier bietet sich ergänzend ein Gruppentraining sozialer Kompetenzen (z.B. nach Hinsch & Pfingsten 2015) an, in dem praktische Übungen zur Verbesserung sozialer Kontakte erlernt und wiederholt werden.
- Wie können die Klientinnen anderen ihre Bedürfnisse im Hinblick auf den Umgang mit der moralischen Verletzung und ihr Bedürfnis nach Akzeptanz vermitteln? Gegebenenfalls ist ein aktiver Trauerprozess über die früheren Einschränkungen des Lebens durch Zorn, Schuld, Scham und ihre Folgen möglich und notwendig.
- Wie können Klienten den Stellenwert ihres privaten Lebens gegenüber dem dienstlichen Funktionieren und der (Über-)Identifikation als Einsatzkraft stärken? (»Welche Vision habe ich von mir und meinem Leben in 5 bis 10 Jahren?«) Die Klientinnen sollten Selbstfürsorge üben, auch als Signal an sich selbst: Fürsorge bekommt nur der, der ihrer auch wert ist! Selbstfürsorge können sie z.B. durch Übergangsrituale, Selbstlob-Übungen oder »mitfühlendem Briefeschreiben an sich selbst« üben; hier finden sich in Lehrbüchern der Verhaltenstherapie entsprechende Anleitungen. Wichtig ist, die Klienten nach dieser intensiven Durcharbeitung weiter mit ambulanten/stationären Folgeinterventionen zu betreuen, auch um die entstehenden Veränderungen im täglichen Leben zu begleiten und etwaige Fehlentwicklungen rechtzeitig zu erkennen.

Zum Ende der Bearbeitung sollte den Klienten Respekt für Ihre Offenheit trotz der komplexen Themen vermittelt und als Erinnerung und Anerkennung die Wertschätzungskarten (s. Kap. 5.1.10) verteilt werden.

Eine abschließende Feedback-Runde ist von großer Bedeutung, denn sie betont auch noch einmal die Rolle der Klientinnen als aktive, mündige »Mitarbeiterinnen«.

Literatur

Antonovsky, A. (1987). Unraveling the mystery of health. San Francisco: Jossey-Bass.
Alliger-Horn, C., Hessenbruch, I., Fischer, C., Thiel, T., Varn, A., Willmund, G., Zimmermann, P. (2018). Moralische Verletzung – ein Therapiethema? *Psychotherapeut, 63*, 322–328.
Barnes, H. A., Hurley, R. A., Taber, K. H. (2019). Moral injury and PTSD. *Journal of Neuropsychiatry and Clinical Neurosciences, 31,* 2–10.
Basset, L. (1999). Guerir du malheur. Paris: BonTemp.
Bauer, J. (2019). Wie wir werden, wer wir sind. München: Blessing-Verlag.
Bauriedl, T. (2001). Wege aus der Gewalt. Die Befreiung aus dem Netz der Feindbilder. Freiburg: Herder.
Berceli, D. (2005). Trauma Releasing Exercises (TRE): A revolutionary new method for stress/trauma recovery. Charleston: Book Surge Publishing.
Bergold, R. (2007). Ethische Bildung in der Erwachsenenbildung: wie und wozu? Bielefeld: Bertelsmann.
Bibel. (2019). Neue Genfer Übersetzung. Das erste Buch Mose (Genesis). Das zweite Buch Mose (Exodus). Stuttgart: Deutsche Bibelgesellschaft.
Bowen, N. R. (2017). Sodom and Lot's family. Moral injury in Genesis 19. In: J. McDonald (Ed). Exploring moral injury in sacred texts (pp. 47–49). London: Jessica Kingsley Publishers.
Brewin, C. R., Andrews, B., Valentine, J. D. (2000). Meta-analysis of risk factors for posttraumatic stress disorder in trauma-exposed adults. *Journal of Consulting and Clinical Psychology, 68*, 748–766.
Bryan, C., Bryan, A., Roberge, E., Leifker, F., Rozek, D. (2018). Moral injury, posttraumatic stress disorder and suicidal behaviour among national guard personnel. *Psychological Trauma, 10*, 36–45.
Bucay, J. (2015). Komm, ich erzähl Dir eine Geschichte. Freiburg: Herder.
Büssing, A., Höllmer, H., Kowalski, J. T., Zimmermann, P., Mees, P. (2012). Spiritualität als Ressource bei Soldaten der Bundeswehr? *Wehrmedizinische Monatsschrift, 56*, 154–157.
Butler, O., Willmund, G., Kühn, S., Gleich, T., Gallinat, J., Zimmermann, P. (2018). Hippocampal gray matter increases following multimodal psychological treatment for combat related posttraumatic stress disorder. *Brain and Behaviour, 8*, 361–367.
Céline, L. F. (2020). Reise ans Ende der Nacht. Reinbek: Rowohlt.

DeGPT, Deutschsprachige Gesellschaft für Psychotraumatologie (o. J.). Komplexe posttraumatische Belastungsstörung. Internetartikel. Verfügbar unter https://www.degpt.de/informationen/fuer-betroffene/trauma-und-traumafolgen/wie-%C3%A4u%C3%9Fern-sich-trauma folgest%C3%B6rungen/komplexe-posttraumatische-belastungsst%C3%B6rung/

Dröge, M., Giebel, A., Lilie, U., Richter, A. (2019). Wolke und Feuersäule. Berlin: Wichern-Verlag.

Eichenberg, C., Zimmermann, P. (2017). Grundlagen Psychotraumatologie. Stuttgart: UTB.

Eifert, G. H. (2011). Akzeptanz- und Commitment-Therapie. *Fortschritte der Psychotherapie, 8,* 1–55.

Elison, J. (2000). The Compass of Shame Scale: An assessment of shame-focused coping. University of Northern Colorado: ProQuest Dissertations Publishing.

Elßner, T. R. (2017). Der Koblenzer Entscheidungs-Check. *Zur Sache, 31,* 40–43.

Enright, R. D., Fitzgibbons, R. P. (2014). Forgiveness therapy: An empirical guide for resolving anger and restoring hope. Washington: American Psychological Association.

Evangelische Kirche Deutschland (EKD). (1984). Die Barmer Theologische Erklärung. Einführung und Dokumentation. Neukirchen-Vluyn: Neukirchener Verlag.

Ferencz, B. (2020). Interview in der Tagesschau vom 20. 11. 2020. Verfügbar unter https://www.youtube.com/watch?v=Otf6boAxItg (YouTube-Film)

Fischer, G. (2000). KÖDOPS – Kölner Dokumentationssystem für Psychotherapie und Traumabehandlung. Köln: Deutsches Institut für Psychotraumatologie.

Fischer, G., Nathan, R. (2002). Diagnose der Psychodynamik bei Störungsbildern mit psychotraumatischer Ätiologie. Leitlinien und Fallbeispiele. *Psychotraumatologie,* 3, 28–38.

Fischer, G., Riedesser, P. (2020). Lehrbuch der Psychotraumatologie. Stuttgart: UTB.

Forbes, D., Pedlar, D., Adler, A. B., Bennett, C., Bryant, R., Busuttil, W. et al. (2019). Treatment of military-related post-traumatic stress disorder: Challenges, innovations, and the way forward. *International Review of Psychiatry, 31,* 95–110.

Frankfurt, S., Frazier, P. (2016). Review of research on moral injury in combat veterans. *Military Psychology, 28,* 318–330.

Frey, D. (2015). Psychologie der Werte. Wien: Springer.

Freud, S. (2016). Das Unbewusste. Ditzingen: Reclam.

Gilbert, P. (2013). Compassion focused therapy. Paderborn: Junfermann.

Gillner, M. (2019). Ethische Bildung in der Bundeswehr. *Ethik und Militär, 02,* 25–33.

Griffin, B., Purcell, N., Burkmann, K., Litz, B., Bryan, C., Schmitz, M., Villierme, C., Walsh, J., Maguen, S. (2019). Moral injury: An integrative review. *Journal of Traumatic Stress, 32,* 350–362.

Grossman, P., Reddemann, L. (2016). Achtsamkeit. *Psychotherapeut, 3,* 222–228.

Hauke, G. (2012). Strategisch behaviorale Therapie. Stuttgart: Springer.

Hayes, S. C. (2004). Acceptance and commitment therapy, relationel frame theory and the third wave of behavioral and cognitive therapy. *Behavior Therapy, 35,* 639–666.

Hellenthal, A., Zimmermann, P., Willmund, G., Lovinusz, A., Fiebig, R., Maercker, A., Alliger-Horn, C. (2017). Einsatzerlebnisse, Moralische Verletzungen, Werte und psychische Erkrankungen bei Einsatzsoldaten der Bundeswehr. *Verhaltenstherapie, 27,* 244–252.

Herman, J. (2018). Die Narben der Gewalt. Paderborn: Junfermann.

Hinsch, R., Pfingsten, U. (2015). Gruppentraining sozialer Kompetenzen GSK. Weinheim: Beltz.

Hoffmann, N. (2018). Expositionszentrierte Verhaltenstherapie bei Ängsten und Zwängen. Frankfurt: Beltz.

Hoffmann, A., Zimmermann, P. (2019). Traumatisierung und moralische Verletzung am journalistischen Arbeitsplatz: eine 360-Grad-Betrachtung. *Trauma, 3,* 92–96.

Holmes, E. A., James, E. L., Coode-Bate, T., Deeprose, C. (2009). Can playing the computer game Tetris reduce the buildup of flashbacks for trauma? *PloS one, 4,* e4153.

Jalics, F. (2008). Miteinander im Glauben wachsen. Anleitung zur geistlichen Begleitung. Würzburg: Echter-Verlag.

Jalics, F. (2017). Miteinander im Glauben wachsen – Anleitung zum geistlichen Begleitgespräch. Würzburg: Echter-Verlag.

Jinkerson, J. D. (2016). Defining and assessing moral injury: A syndrome perspective. *Traumatology, 22,* 122–127.

Joas, H. (2015). Die Sakralität der Person. Eine neue Genealogie der Menschenrechte. Berlin: Suhrkamp.

Kanfer, F. H., Reinecker, H. D. (2000). Selbstmanagement-Therapie. Berlin: Springer.

Kelle, B. E. (2020). The bible and moral injury. Nashville: Abingdon Press.

Körner R. (2015). Mit Gott auf Du und Du: Spiritualität im Alltag leben. Freiburg: Herder.

Köster, P. (2018). Geistliche Begleitung – Eine Orientierung für die Praxis. Sankt-Ottilien: EOS.

Kuile, H., Ehring, T. (2014). Predictors of change in religiosity after trauma: Trauma, religiosity and posttraumatic stress disorder. *Psychological Trauma: Theory, Research, Practice, and Policy, 6,* 353–360.

Lammers, M., Ohls, I. (2017). Mit Schuld, Scham und Methode. Köln: Balance.

Langner, F., Finke, F., Zimmermann, P., Dierich, A., Herr, K., Hoffmann, A. K., Willmund, G. (2021). Am Dienst orientierte Rehabilitation bei psychischen Erkrankungen. Individuelle Begleitung von Beginn an. *Wehrmedizinische Monatsschrift, 1,* 3–4.

Lawrence, T. E. (2010). Die sieben Säulen der Weisheit. Lawrence von Arabien. Berlin: Paul List.

Lester, P., Wong, S. W. (2013). The neurobiological effects of trauma. *Adolescent Psychiatry, 5,* 269–292.

Lind, G. (2015). Förderung der Moralkompetenz im Ethik-Unterricht. *Lehren & Lernen, 41,* 59–62.

Lind, G. (2017). Moralerziehung auf den Punkt gebracht. Frankfurt am Main: Debus Pädagogik Wochenschau Verlag.

Lind, G. (2019). Moral ist lehrbar! Wie man moralisch-demokratische Fähigkeiten fördern und damit Gewalt, Betrug und Macht mindern kann. Berlin: Logos Verlag Berlin.

Linden, M., Maercker, A. (2011). Embitterment. Societal, psychological, and clinical perspective. Wien: Springer.

Litz, B., Kerig, P. (2019). Introduction to the special issue on moral injury. *Journal of Traumatic Stress, 32,* 341–349.

Litz, B., Lebowitz, L., Gray, M., Nash, W. (2015). Adaptive disclosure. A New Treatment for Military Trauma, Loss, and Moral Injury. New York: Guilford.

Litz, B., Stein, N, Delaney, E, Lebowitz, L., Nash, W. P., Silva, C, Maguen, S. (2009). Moral injury and moral repair in war veterans: A preliminary model and intervention strategy. *Clinical Psychology Review, 29,* 695–705.

Luhmann, N., (2018). Die Religion der Gesellschaft. Frankfurt am Main: Suhrkamp.

Maddi, S. R. (2004). Hardiness: An operationalization of existential courage. *Journal of Humanistic Psychology, 44,* 344–357.

Maercker, A. (Hrsg.). (2019). Traumafolgestörungen. Wien: Springer.

Maguen, S., Burkman, K., Madden, E., Dinh, J., Bosch, J., Keyser, J. et al. (2017). Impact of Killing in war: A randomized, controlled pilot trial. *Journal of Clinical Psychology, 73,* 997–1012.

Mitchell, P. (2018). Building spiritual strength. CreateSpace Independent Publishing Platform.

Murray, E. (2019). Moral injury and paramedic practice. *Journal of Paramedic Practice, 11,* 424–425.

Najavits, L. M. (2002). Seeking safety: A treatment manual for PTSD and substance abuse. New York: Guilford.

Nash, W. P., Carper, T. L. M., Mills, M. A., Au T., Goldsmith, A., Litz, B. T. (2013). Psychometric evaluation of the Moral Injury Events Scale. *Military Medicine, 178,* 646–652.

Nathan, R., Fischer, G. (2001). Psychosomatische Störungsbilder als Langzeitfolge des posttraumatischen Belastungssyndroms (PTBS). *Psychotraumatologie, 2,* 16–18.

Nunner-Winklea, U. (2008). Die Entwicklung des moralischen und rechtlichen Bewusstseins von Kindern und Jugendlichen. *Forensische Psychiatrie, Psychologie, Kriminologie, 2,* 146–154.

Papazoglou, K., Chopko, B. (2017). The role of moral suffering (moral distress and moral injury) in police compassion fatigue and PTSD. *Frontiers in Psychology, 8,* 332–338.

Piaget, J. (1954). Das moralische Urteil beim Kinde. Rascher: Zürich.

Reddemann, L. (2019). Imagination als heilsame Kraft. Stuttgart: Klett-Cotta.

Richter, A. K., Guo, I. J., Park, H. P. (2020). IRRT-Intervention. Praktikum und Fallseminar fürs bevorstehende Psychotherapie Studium. *Trauma und Gewalt, 14,* 68–75.

Rosenzweig, F. (1984). Sprachdenken. Arbeitspapiere zur Verdeutschung der Schrift. Dordrecht: Martinus Nijhoff Publishers.

Sautermeister, J. (2017). Moralpsychologie: Transdisziplinäre Perspektiven. Stuttgart: Kohlhammer.

Schäfer, I., Gast, U., Hofmann, A., Knaevelsruf, C., Lampe, A., Liebermann, P. et al. (2019). S3-Leitlinie Posttraumatische Belastungsstörung. Berlin: Springer.

Schellong, J., Epple, F., Weidner, K. (2018). Praxisbuch Psychotraumatologie. Stuttgart: Thieme.

Schmidt, P., Bamberg, S., Davidov, E., Herrmann, J., Schwartz, S. H. (2007). Die Messung von Werten mit dem Portrait Values Questionnaire. *Zeitschrift für Sozialpsychologie, 38,* 261–275.

Schulz-Rauch, M. (2012). Der berufsethische Unterricht in der polizeilichen Ausbildung. *Spectrum 1,* 12–14.

Schwartz, S. H. (1992). Universals in the content and structure of values: Theoretical advances and empirical tests in 20 countries. In M. Zanna (Ed.), *Advances in experimental social psychology* (pp. 1–66, Vol. 25). New York: Academic Press.

Schwartz, S. H. (1994). Are there universal aspects in the structure and contents of human values? *Journal of Social Issues, 50,* 19–45.

Schwartz, S. H. (2012). An overview of the Schwartz theory of basic values. *Online Readings in Psychology and Culture, 2,* 1–21.

Schwartz, S. H., Cieciuch, J., Vecchione, M., Davidov, E., Fischer, E., Beierlein et al. (2012). Refining the Theory of Basic Individual Values. *Journal of Personality and Social Psychology, 103,* 663–688.

Smucker, M., Köster, R. (2014). Praxishandbuch IRRT. Stuttgart: Klett-Cotta.

Seidler, G. H. (2013). Psychotraumatologie. Das Lehrbuch. Stuttgart: Kohlhammer.

Seidler, G. H. (Hrsg.). (2019). Handbuch Psychotraumatologie. Stuttgart: Klett-Cotta.

Shah, I. (2007). Die drei Wahrheiten. Freiburg: Herder.

Shah, I. (2010). Die fabelhaften Heldentaten des Weisen Narren Mulla Nasrudin. Freiburg: Herder.

Shay, J. (1998). Achill in Vietnam. Kampftrauma und Persönlichkeitsverlust. Hamburg: Hamburger Edition.

Siegel, S., Kowalski, J., Zimmermann, P. (2014). Militär. In T. Bohrmann, K.-H. Lather, F. Lohmann (Hrsg.), Handbuch militärische Berufsethik. Wien: Springer.

Spitzer, M. (2015). Der bestirnte Himmel über mir und das moralische Gesetz in mir – Ehrfurcht Naturerleben und Sozialverhalten. *Nervenheilkunde, 12,* 955–963.

Strauß, B., Mattke, D. (2012). Gruppenpsychotherapie: Lehrbuch für die Praxis. Stuttgart: Springer.

Tedeschi, R. G., Calhoun, L. G. (2009). Posttraumatic growth: Conceptual foundations and empirical evidence. *Psychological Inquiry, 15,* 1–18.

Thiel, T. (2019). »... geblendet wie von einem großen Auge« (Friedrich Nietzsche): Die Scham Kains, der Soldaten und meine eigene. *Wege zum Menschen, 71,* 481–494.

Thompson, M. M., Jetly, R. (2014). Battlefield ethics training: Integrating ethical scenarios in high-intensity military field exercises. *European Journal of Psychotraumatology, 5,* 1–9.

Tran, C. T., Kuhn, E., Walser, R. D., Drescher, K. D. (2012). The relationship between religiosity, PTSD, and depressive symptoms in veterans in PTSD residential treatment. *Journal of Psychology and Theology, 40,* 313–322.

Van Iersel, F. (2019). Militärische Praxis zwischen Ethik und Tragik. *Ethik und Militär, 02,* 34–41.

Verstrael, S., van der Wurff, P., Vermetten, E. (2013). Eye movement desensitization and reprocessing as treatment for combat related PTSD: A meta-analysis. *Military Behavioral Health, 1,* 68–73.

Walsh, R. (2008). Die Erfahrung gelebter Spiritualität. Stuttgart: Theseus.

Weiss, H. (2012). Das Achtsamkeits-Übungsbuch. Stuttgart: Klett-Cotta.

Willmund, G., Zimmermann, P., Alliger-Horn, C., Varn, A., Fischer, C., Parent, I. et al. (2021). Equine-assisted psychotherapy with traumatized couples-improvement of relationship quality and psychological symptoms. *Journal of Marital and Family Therapy, 00,* 1–20.

Wittchen, H. U., Schönfeld, S., Kirschbaum, C., Trautmann, S., Thurau, C., Siegert, J. et al. (2013). Rates of mental disorders among German soldiers deployed to Afghanistan: Increased risk of PTSD or of mental disorders in general? *Journal of Depression and Anxiety, 2,* 1–7.

Yalom, I. (2019). Theorie und Praxis der Gruppenpsychotherapie. Stuttgart: Klett-Cotta.

Ziemer, J. (2000). Seelsorgelehre. Eine Einführung für Studium und Praxis. Göttingen: Vandenhoeck & Ruprecht.

Zimmermann, P., Alliger-Horn, C., Köhler, K., Varn, A., Zollo, M., Reichelt, A. et al. (2017). Depressivität und Wertorientierungen im Verlauf von militärischen Auslandseinsätzen. *Trauma & Gewalt, 12,* 18–25.

Zimmermann, P., Firnkes, S., Kowalski, J., Backus, J., Siegel, S., Willmund, G., Maercker, A. (2014). Personal values in soldiers after military deployment: Associations with mental health and resilience. European Journal of Psychotraumatology, 5, 1–9.

Zimmermann, P., Kahn, C., Alliger-Horn, C., Willmund, G., Hellenthal, A., Jaeckel, R. et al. (2015). Assoziation von Wertorientierungen mit der Schwere einer Alkoholabhängigkeit bei Soldaten in qualifizierter Entzugsbehandlung. *Nervenheilkunde, 34,* 803–808.

Stichwortverzeichnis

A

A1-Kriterium der PTBS 131
Achtsamkeit 140
Adaptive-Disclosure 81
Agoraphobie 26
Akzeptanz- und Commitment-Therapie (ACT) 84
Alkohol 36
Angststörungen 26
Anpassungsstörungen 61

B

Begutachtung von Traumafolgestörungen 39
Behandlung posttraumatischer Belastungsstörungen 30

D

Depression 136, 217
digitale Medien 75
drei Phasen 31
DSM-V 18

E

EMDR-Therapie 32
Epidemiologie 23
Ethik 41
Exposition 32

F

Flashback 31
fMRT 79

G

Gesprächsführung 20
Gruppentherapie 77

I

ICD-11 18
Imagery Rescripting and Reprocessing Therapy (IRRT) 88
imaginative Techniken 31
innerer sicherer Ort 90
Intervalltherapie 75
intrusive Gedanken 91

J

Journalisten 66

K

Koblenzer Entscheidungscheck 148
Kohlberg 43
Kölner Risiko-Index 19
Komorbiditätsrate 36
Komplementäre Therapien 173
Komplexe posttraumatische Belastungsstörung 27

L

Lebenszeitprävalenz 23
Leitlinie PTBS 21

M

Magnetresonanztomografie 79
Medizinisch-beruflich orientierte Rehabilitation (MBOR) 38
Missbrauch 36
Moral 41

moralisches Dilemma 70
moralische Verletzung beim Militär 64
moralische Verletzungen (Moral Injury) 51

N

neurobiologische Prozesse 19
Normalitätsprinzip 25
Notfallseelsorge 71

O

onlinebasierte Programme 24

P

Panikstörung 26
Persönlichkeitsstörungen 18
Pharmakotherapie 35
Polizei 64
Psychological First Aid 24

R

Rehabilitation 38
Religiosität 98
Resilienz 132
Ressourcen 132

S

Scham 57
Schmerz 63
Schuld 56
Schuldgefühle 56
Schutzfaktoren 19
Screening 22
Selbstkonzept 157
Serotonin-Wiederaufnahmehemmer 30
somatoforme Störungen 26
Spiritualität 93
spirituelle Begleitung 93
Stabilisierung 31
Stigmatisierung 136
Sucht 20
Suizidalität 74

T

Testung 22, 62
Traumafokussierte kognitive Verhaltenstherapie 32
Traumafolgestörungen 25
Traumainformierte Gesprächsführung 22
Traumatherapie 31
Trigger 21

U

Übertragung 172

V

Vermeidungsverhalten 32
Vulnerabilität 64

W

Weisheitstherapie 90
Wertorientierungen 46

Die Autoren

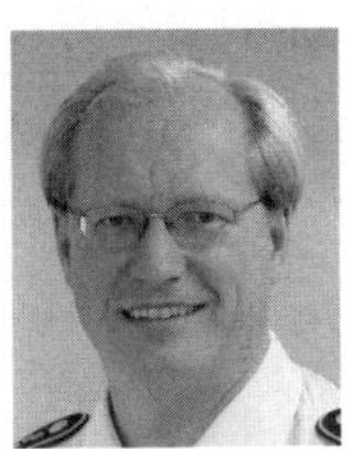

Peter Zimmermann, Prof. Dr. med., ist Facharzt für Psychiatrie und Psychotherapie, Traumatherapeut und Gruppenanalytiker. Er leitet das Psychotraumazentrum der Bundeswehr und lehrt an der Charité in Berlin, Campus Mitte. Sein Studium absolvierte er an der Medizinischen Hochschule Hannover, seine Facharztausbildung an den Bundeswehrkrankenhäusern Berlin und Hamburg sowie an der Charité Berlin. Im Rahmen seines militärischen Werdegangs leistete er vier Auslandseinsätze in Bosnien, Kosovo und Afghanistan ab.

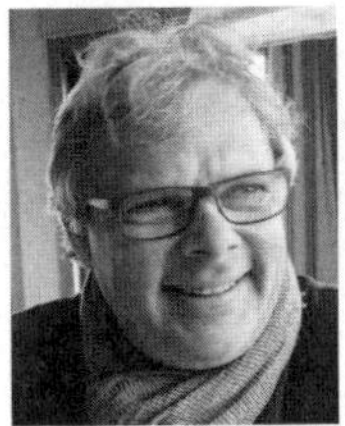

Christian Fischer ist evangelischer Pfarrer der Rheinischen Landeskirche. Er war im Kirchenkreis Aachen lange Jahre Berufsschul- und Gemeindepfarrer. Zur Zeit ist er Militärdekan und Leiter des Arbeitsfelds Seelsorge für unter Einsatz- und Dienstfolgen leidende Menschen (ASEM) der Evangelischen Militärseelsorge. Er begleitet aktive und ehemalige Soldaten, die psychisch erkrankt sind, und organisiert Seminare und Freizeiten für Betroffene und ihre Angehörigen.

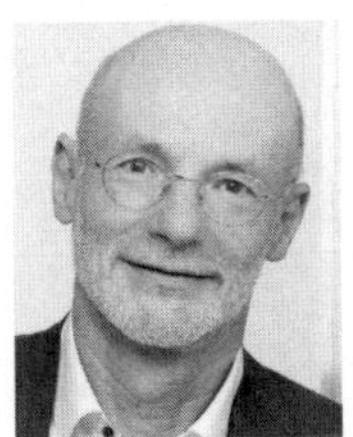

Thomas Thiel ist Theologe, Exerzitienleiter und Geistlicher Begleiter. Nach dem Studium der Evangelischen Theologie in Tübingen und Erlangen war er zunächst Gemeindepfarrer in württembergischen Gemeinden. Seit 2015 ist er als Evangelischer Militärpfarrer am Bundeswehrkrankenhaus Berlin tätig. Thomas Thiel ist ausgebildeter Heilpraktiker für Psychotherapie und Traumapädagoge sowie Internationaler Trainer für TRE® (CT). Er ist verheiratet und hat drei erwachsene Söhne.